一級睡眠術

睡眠權威親自傳授的好眠祕訣

江秉穎／著

三民書局

推薦序一

江秉穎醫師是年輕一輩的醫生中，對睡眠有深入研究，理論與實務兼顧的好醫師。江醫師在取得臺灣大學臨床醫學研究所醫學碩士學位之後，於二〇〇五年成為臺灣第一位至美國史丹佛大學睡眠醫學中心接受完整睡眠外科訓練的醫師。二〇一〇年，江醫師獲得美國睡眠醫學會研究人員獎，並於二〇一三年成為亞洲唯一通過歐盟先驅睡眠專科醫師考試認證的醫師。因其豐富的臨床經驗與扎實的研究，美國西雅圖華盛頓大學耳鼻喉科、美國梅約醫學中心及科羅拉多大學，分別邀請江醫師擔任客座教授。

此外，江醫師也積極投入臨床與基礎醫學研究，包括阻塞型睡眠呼吸中止症的基因多型性與細胞激素的研究、睡眠呼吸障礙患者的中央及週邊神經病變、失智與非失智長者睡眠腦波分析，以及參與研發最新的睡眠科技，並已發表了國際性學術期刊論文三十餘篇、國際研討會論文三十餘篇、應邀主持與演講百餘場。他並主編睡眠科技領域的第一本英文教科書《現代睡眠科技介紹》（*Introduction to Modern Sleep Technology*），該書定義了該領域的基礎架構，且於二〇一二年底由全球知名出版社 Springer 發行。另外，江醫師也應邀擔任十餘本國際學術期刊的編輯委員，包含美國睡眠醫學會官方醫學期刊 *Journal of Clinical Sleep Medicine*、英國知名神經科學期刊 *Frontiers of Human Neuroscience* 等。

我在臺灣經濟研究院擔任院長時，也身兼國家 APEC 研究中心的執行長。由於江醫師團隊所定義的睡眠科技領域極具發展潛力，我們也幫忙他們在二〇一七年八月的亞太經濟合作會議提出睡眠科技提案。該提案也在二〇一七年底正式通過亞太經合會秘書處的審核，成為目前睡眠醫療科技史上，受到最高層級國際組織支持的案例。另外，江醫師在臺灣國家發展委員會擔任「國際智慧養生園區」總召集人期間，實際推動跨產業整合之計畫，此舉能為臺灣當前高科技產業普遍面臨發展瓶頸之際，提供產業轉型與升級一個新的方向。

很高興看到三民書局為江醫師出版這本深入淺出談睡眠的書，期望大家能由書中了解睡眠的基本科學知識，進而每天都有好的精神，做起事來事半功倍，國家經濟也有更好的發展。

中國信託集團首席經濟學家

林建甫

推薦序二

本書作者江秉穎醫師是臺灣與國際睡眠醫學界的意見領袖之一。因為投入睡眠醫療科技領域很深，感受到這個領域未來十年的發展與政府政策及健康經濟學有很大的關係，在二〇一七年與臺灣衛福部及臺灣經濟研究院成功向亞太經合會提案睡眠科技議程之後，江醫師毅然決然報考美國約翰霍普金斯大學衛生政策與管理研究所博士班。本書的撰寫即是在他有限的時間內，體力與毅力接受極大挑戰之下所完成的。

睡眠在人類歷史的幾千年間都一直是個祕密。睡覺占據了人一生中三分之一的時間，許多時候總覺得如果人不需要睡眠，是不是可以拿來做更多的事情，為什麼人需要睡眠呢？猶記得小時候身體不舒服時，母親總是催促著我去睡一覺，睡起來身體就會好很多。身為小兒科醫師三十餘年，看到許多孩童因為課業壓力而挑燈夜戰，造成孩童在生長上受到阻礙，這是睡眠長期不足，影響到生長激素分泌模式所導致的。同樣的問題也會發生在有睡眠障礙的兒童身上，因為睡眠障礙會讓這些兒童慢波睡眠（俗稱熟睡期）的時間不夠，生長激素的分泌也會不夠。然而睡眠對身體的影響並不局限於兒童，成人因為睡眠品質不好所導致的影響更加廣泛。您是否有睡醒之後依舊感到疲憊抑或全身不適這樣的經驗呢？

那麼睡眠好壞與否對人體究竟有什麼影響？報章雜誌上常會看到一些趣聞，例如某人夢遊時做了令人好奇或是匪夷所思的事情，為什麼人會夢遊？又睡覺時我們還有可能會發生什麼事情？電影中常有許多關於作夢的故事，為什麼人會作夢？作夢對人是好還是壞？最後時常聽到人家提到好的睡眠對身體有益處，那麼如何算是好的睡眠呢？我們該如何知道自己的睡眠是好是壞呢？這些應該都是值得探討的議題。

現代人睡眠品質有越來越下降的趨勢，同時，隨著科技的日新月異，醫學上越來越多的新知以及證據發現，其實睡眠並不只是你我所認知的如此單純。江醫師以其醫學背景，定義新醫療科技領域，並致力產業推動不遺餘力，在百忙之中能為讀者撰寫科普書籍，實屬難能可貴。睡眠是一門很複雜且涉及許多層面的科學，想要深入了解詳情，本書可以提供讀者入門的知識。

中國醫藥大學副校長
蔡輔仁

自序

筆者二〇〇六年初從睡眠醫學的發源地之一——美國史丹佛大學睡眠醫學中心擔任研究員（fellow）返臺之後，即全心投入睡眠醫學的臨床與基礎研究工作，並且於二〇一二年底藉由出版睡眠科技領域第一本英文教科書《現代睡眠科技介紹》（*Introduction to Modern Sleep Technology*）1，定義睡眠科技新領域。「睡眠醫學」本身即是跨科別的一門學科，而「睡眠科技」則是跨產業的新興領域。筆者在擔任國際睡眠科學與科技協會（International Sleep Science and Technology Association, ISSTA）2 秘書長與理事長任內，有機會將此跨領域的知識與臨床經驗導入產業界，臺灣科技部還因此支持 ISSTA 臺灣分會成立睡眠科技產學聯盟 3，成為跨產業的國際平臺。

筆者基於多年的臨床與研究經驗，深知目前醫療進步的瓶頸，有一部分是來自醫師在行醫的過程不會去注意病患在睡眠當中發生的問題，然而身為通過歐盟考試認證的「先驅」睡眠專科醫師4，每天前來就診的患者，都會問我關於睡眠的各種問題，所有的問題最終歸結於一點：如何才能獲得好的睡眠品質，從而以飽滿的精力投入白天的工作與生活？大部分的人，一生當中花在睡眠的時間沒有三分之一也有四分之一，如果睡眠當中生病了，必定會影響白天的身體健康。臨床醫師要能夠真正注意到患者在睡眠當中發生的問題，才能夠完整了解病患整體的健康狀況。

其實每個人的睡眠問題都不太一樣，有些會造成暫時的困擾，但有些卻已經達到生病的程度。本書中，我們就常見的睡眠問題進行深入淺出的介紹，並且依照科學研究的證據以及醫療常規，提出合理的建議。另外，很多人的睡眠問題是發生在入睡之後，所以這些睡眠者大多不知道自己事實上是有睡眠障礙的，甚至非睡眠專科的醫師也不知道有很多患者的病症，尤其是需要長期服藥卻永遠無法根治的慢性疾病，其實是睡眠當中發生問題所導致[5]。所以本書不光是寫給睡眠品質不好的讀者，同樣也寫給非睡眠專業的醫療從業人員作參考。

要了解睡眠問題，首先應該了解正常的睡眠過程是如何進行的。睡眠是生命的要素之一，健康的睡眠過程，不僅能夠讓身體獲得充分的休息、促進不同的器官與系統（如免疫系統、內分泌系統）的修復、並且能夠幫助記憶的形成與固著。筆者在美國西雅圖華盛頓大學擔任客座教授期間，開過「睡眠、記憶力與創造力」這門課，每堂課都爆滿，顯示睡眠對記憶的影響是受到大家關切的。睡不好或睡不夠記性會變差，是許多人都有的經驗·近幾年的研究更發現，睡眠是大腦排除引起失智症的有毒物質（如beta-amyloid、Tau-protein）的主要時機。睡眠分為不同的階段，在每個階段都有不同的功能，也可能發生特定的睡眠障礙。

有些患者常常對發生在自己身上的事情，非常困惑，甚至聯想到超自然現象，例如「清明之夢」、「夢魘」、「鬼壓床」等，其實這些都是在睡眠當中發生的狀況。二〇一七年諾貝爾生醫獎首度頒給了睡眠的研究者，得獎者是投入「睡眠基因」研究多年的科學家，包括筆者的好友羅斯巴什（Michael Rosbash）教授在內的三位美國研究者6。在此之後，「晝夜節律」和「生理時鐘」的話題受到人們的關注。這些名詞其實和我們的日常生活非常貼近，例如有些「空中飛人」總是受到時差的困擾，輪班工作者更容易發生十二指腸潰瘍、心腦血管疾病，甚至各種不同的惡性腫瘤等7。另外，不論是青年人或老年人存在的睡眠時相異常，都是生理時鐘失調所導致的結果。

在臨床上最常見的睡眠障礙就是失眠，很多人自行或者在醫生的指導下服用過安眠藥或者保健品，但卻永遠也無法根治；同時，安眠藥與鎮靜劑普遍都有「越吃越重，越吃越沒效」的問題。睡眠醫學的發展至今已經超過六十年，是一個獨立的學科，臨床醫生應當先透過醫學常規，包括問診和適當的檢查幫助患者找出睡眠障礙的成因，才有辦法對症治療。如果沒有先做檢查，找到病因，這些安眠藥、鎮靜劑要吃到什麼時候呢？

如前所述，尤其是需要長期服藥卻無法根治的慢性疾病，有很多是睡眠當中發生問題所導致，包括普遍存在的心臟病、高血壓、中風、血糖不易控制、性功能障礙、白天沒精神、記憶力下降，甚至耳鳴、頭暈、頭痛，還有很多現代社會的文明病，如慢性疲勞症候群、病態大樓症候群（Sick Building Syndrome）等，如果臨床醫師能夠透過適當的睡眠檢查，治療睡眠當中發生的問題，有許多白天看到的慢性病就有機會獲得良好的控制，甚至治癒。

對於兒童，孕、產婦還有老年人這樣的特殊群體，睡眠問題是比較複雜的。有些睡眠障礙會影響兒童的生長和發育，有些反應在兒童白天的專心度與學習力上。孕、產婦則因為無法服用安眠或鎮靜類的藥物，在傳統的診療當中常讓非睡眠專業的醫師束手無策。而老年人睡眠問題的成因和治療也不同於年輕人，這些都需要家人們多一分關心，以免因為忽略每晚長期發生的問題而留下遺憾。

還有一些患者是被家人帶來門診的，因為發現患者白天會突然睡著，甚至猝倒，或者夜間睡覺的時候有頻繁的肢體抖動、磨牙、夢遊，或在睡夢中有一些劇烈和怪異的動作，不僅容易造成睡眠者自己身體的傷害，也會影響了家人的睡眠以及安全。雖然這類睡眠障礙比較少見，但常造成立即性的危害。

如果您發現自己或者家人存在著睡眠問題，該怎麼辦？對於不同的睡眠障礙或睡眠困擾，筆者在書中皆給予貼心的建議並提供祕訣，希望對讀者有所幫助。但如果有明顯的睡眠障礙，還是建議及早到睡眠專科門診就診，以免延誤治療時機。

最後，因為市面上的睡眠科技產品越來越多，一般民眾無法得知這些產品對於睡眠品質的偵測是否準確或合用，本書對現在常見的主流睡眠科技產品，基於科學的證據與醫療的準則進行簡單扼要的介紹，希望能夠幫助有需要的讀者選擇適合自己的睡眠產品。

身為「睡眠科技領域」的定義者以及標準制定者，我們希望把「睡眠健康」的理念傳遞給每一位關注睡眠的朋友，希望把我們的經驗和知識提供給大家作參考。您在讀完本書之後，能夠了解自己和家人的睡眠是否健康，如果存在問題，除了參考書中的建議，也應該向睡眠專科醫師尋求協助，從而獲得健康、優質的睡眠。

謹將這本書獻給我剛剛過世的恩師，也是全球睡眠醫學界的巨擘——
史丹佛大學睡眠中心主任 Christian Gilleminault 教授。

國際睡眠科學與科技協會德國總會暨臺灣分會理事長

江秉穎

1 Springer, the Netherlands, 2012. ISBN 978-94-007-5470-6（https://www.springer.com/gp/book/9789400754690）

2 國際睡眠科學與科技協會（www.isstasleep.org）二〇一二年四月成立於德國柏林。有別於其他各國的睡眠醫學會，ISSTA為全球第一個，也是目前唯一的睡眠科技協會。

3 科技部睡眠科技產學聯盟（Sleep Technology Consortium）官網 www.sleeptechconsortium.org。

4 歐盟先驅睡眠專科醫師（Grandparent Somnologist, https://esrs.eu/esrs-examination-in-sleep-medicine/certified-expert-somnologists-2013/）。二〇一三年，筆者通過歐盟考試認證，成為全球一百二十二位「先驅睡眠醫學專科醫師」的其中一位學者，並為亞洲唯一通過此殊榮者。二〇一三年為第二屆「先驅睡眠醫學專科醫師」考試，也是最後一次的認證考試。歐盟睡眠醫學會（European Sleep Research Society, ESRS）希望二〇一一、二〇一三這兩屆通過 Grand-parenting 考試認證的睡眠醫學專科醫師，能運用深厚的睡眠醫學與研究經驗，領導歐盟提升睡眠醫學專業。

5 詳見 ISSTA 亞太經合會睡眠科技提案 APEC Sleep Technology Agenda（https://www.isstasleep.org/sleep-technology-apec-agenda-englis）。

6 另兩位是霍爾（Jeffrey C. Hall）教授與楊（Michael W. Young）教授，https://www.nobelprize.org/prizes/medicine/2017/summary/。

7 詳見睡眠醫學界最高影響因子 [impact factor，IF = 10.6] 全球知名學術期刊 Sleep Medicine Review 的主編邀請筆者針對 APEC 睡眠科技提案發表一篇題為”The Importance of Sleep for Governmental Sectors, General Population and Industry ˜ Asia-Pacific Economic Cooperation (APEC) Sleep Technology Agenda” 的文章內容（https://www.smrv-journal.com/article/S1087-0792(18)30168-0/fulltext）。

一級睡眠術

目次

推薦序一

推薦序二

自序

1 剖析睡眠大作戰

為什麼人需要睡眠？ 4

什麼是睡眠結構？ 6

記憶力的形成與睡眠有關？ 7

很多疾病其實是睡眠問題在作祟？ 9

人要睡幾小時是正常的？ 13

睡眠障礙到了什麼程度需要就醫？　16
睡眠障礙的診斷方式　17

2 關於夢的二三事
人都會作夢嗎？　24
多夢等於睡不好？　25
什麼是清明之夢？　26
為什麼會作惡夢？　28
鬼壓床是怎麼一回事？　31

3 神祕的生理時鐘
生理時鐘不只二十四小時？　36
諾貝爾獎得主對生理時鐘基因的發現　37
旅行時如何調整生理時鐘？　41

注意社交時差！ 43

4 令人困擾的失眠問題
失眠有哪些種類？ 51
為什麼會失眠？ 55
失眠的診斷與評估 58
失眠的治療 59

5 不可輕忽的睡眠呼吸中止
從打呼到睡眠呼吸中止 79
睡眠呼吸中止的盛行率 82
睡眠呼吸中止的影響 85
睡眠呼吸中止與失智有關？ 86
睡眠呼吸中止的診斷與治療 88

使用呼吸器的問題 91
睡眠呼吸中止的預防與改善 93

⑥ 各種睡眠疑難雜症
突然睡著的猝睡症 96
睡覺時會抖動的週期性肢動症 102
惱人的夜間磨牙 108
半夢半醒的夢遊 113
把夢境當成現實的快速動眼期行為異常 117

⑦ 兒童與老年人的睡眠問題
兒童的睡眠問題 126
老年人的睡眠問題 134

8 給睡眠不足者的貼心建議
家中有嬰兒的新手父母 142
需照顧家中長輩的子女 144
失智症的照顧者 146
生活節律不同的夫妻 149
學業壓力過大的學生 150
日夜顛倒的輪班工作者 152
9 睡眠醫師的好眠祕訣
有效運動促進好眠 158
避免影響睡眠的飲食習慣 161
有利於睡眠的食物 164
維持生理時鐘穩定 165

放鬆助眠法 166

10 運用睡眠科技獲得好眠

睡眠科技產品的演進 172
其他睡眠科技產品 180
睡眠科技在駕駛安全上的應用 181
以睡眠科技為基礎的「健康區塊鏈」發展 185

附錄

如何評估睡眠狀況？ 192
記錄我的睡眠日誌 211

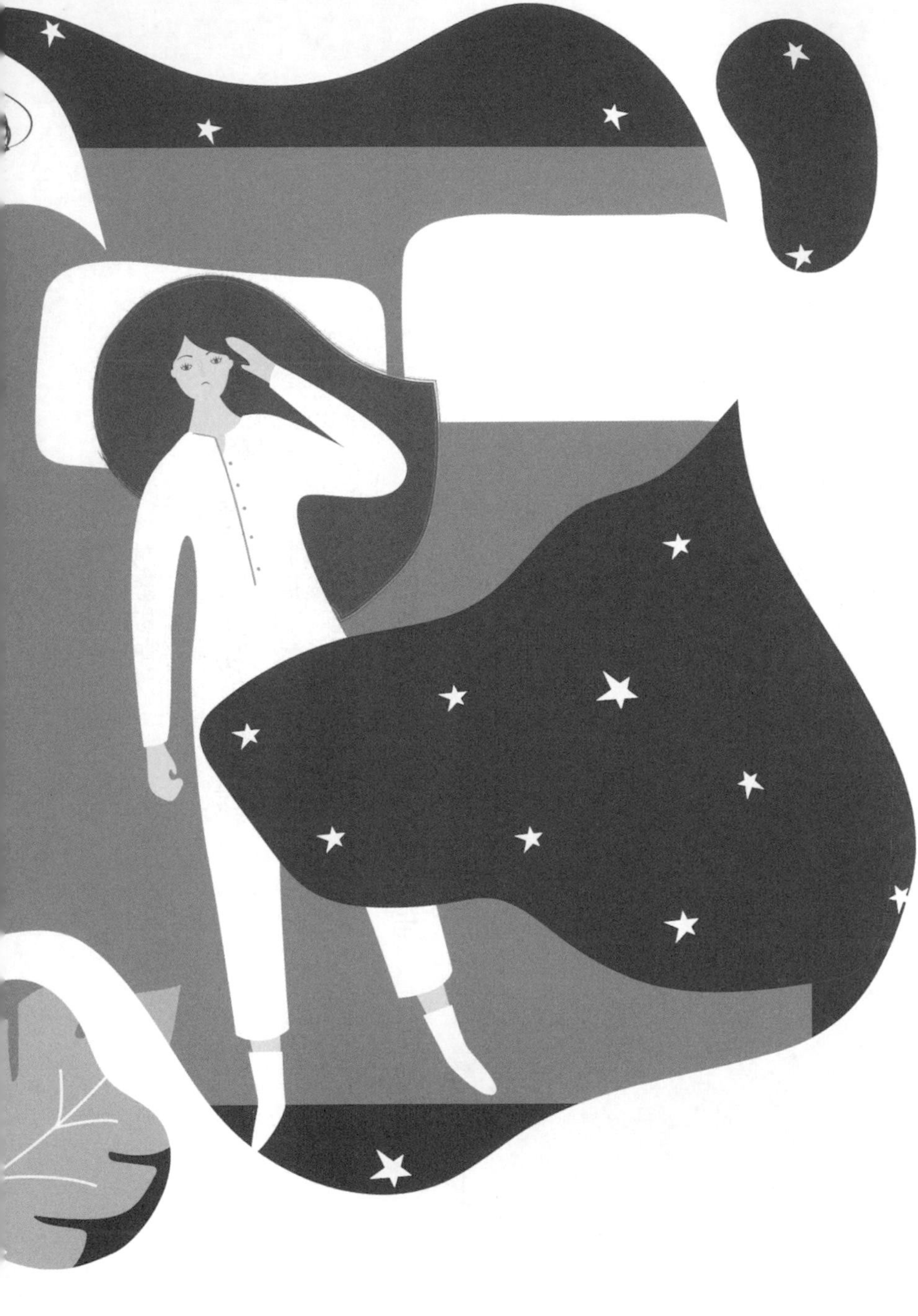

1

剖析睡眠大作戰

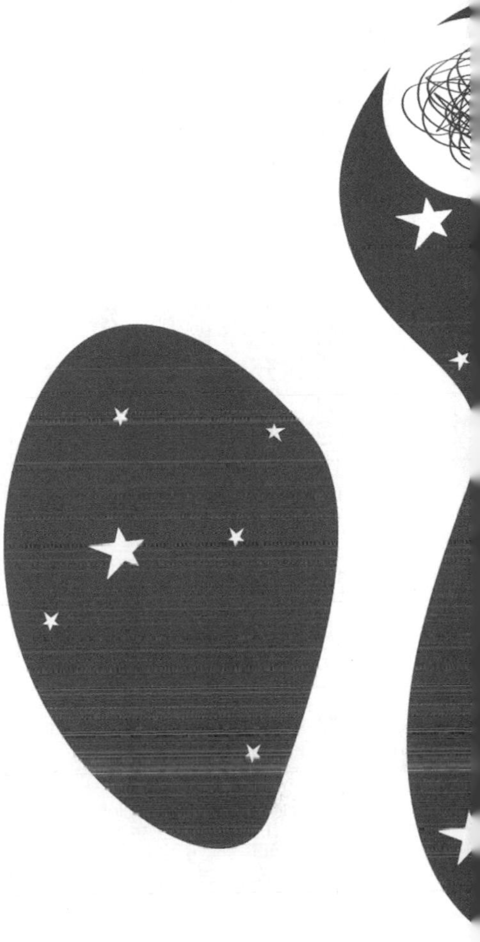

為什麼人需要睡眠？

睡眠與食物、空氣、水一樣，都是人類生存的要素。有研究指出，實驗室裡的小鼠如果連續被剝奪睡眠一週就會死亡。人類如果連續幾天不喝水會死亡，如果睡眠被剝奪一段時間，也會造成同樣的結果，只是剝奪一個人的睡眠太不人道了，所以目前還沒有這樣的研究。睡眠是生命的要素，有重要的功能，包括促進器官修復以及讓身體休息。

促進器官修復

睡眠如何促進器官的修復呢？首先，每天充足的睡眠能增加身體的免疫力和抵抗力。充足的睡眠可以顯著增加人體血液裡的T淋巴細胞和B淋巴細胞，這兩類細胞是免疫力的主要來源，所以如果想增強免疫力，健康且充足的睡眠比吃任何保健食品或藥物都來得更有效且安全。

此外，對女性來說，充足的睡眠是非常重要的，因為睡眠可以促進新陳代謝。晚上是皮膚修復和陳代謝最好的時間，血液的供應也是在睡眠時最充足，睡覺時皮膚和血管完全打開，使血液可以到達皮膚，使修復和再生速度提高。如此能延緩衰老，使皮膚有光澤、有彈性，氣色也會變得更好。

讓身體休息

睡眠的第二個功能則是讓身體休息。平常白天工作時，大腦、肌肉、心跳的運作會比較快，身體的代謝、內分泌也都會比較旺盛；睡眠時身體的運作會變慢，可以達到休息的狀態。睡眠可以說是一種休息的過程。

但這種休息與電燈開關是不一樣的，電燈只有開和關，睡眠比較像是電腦的休眠狀態，雖然睡著了但身體還在運作，只是活性與代謝速率整體降低了。感官也是，睡著之後的視覺、嗅覺、聽覺、觸覺會變得不那麼敏感。視覺方面，對一般的燈光不會有太大的感覺，除非用很強的燈光照才可能會醒來；聽覺方面，醒著的時候很小的聲音也會聽得到，睡著時則要聽到比較大的聲音才會醒來。

7 什麼是睡眠結構？

睡眠並不是睡著之後就沒有變化了，而是有不同階段：第一期持續時間約幾分

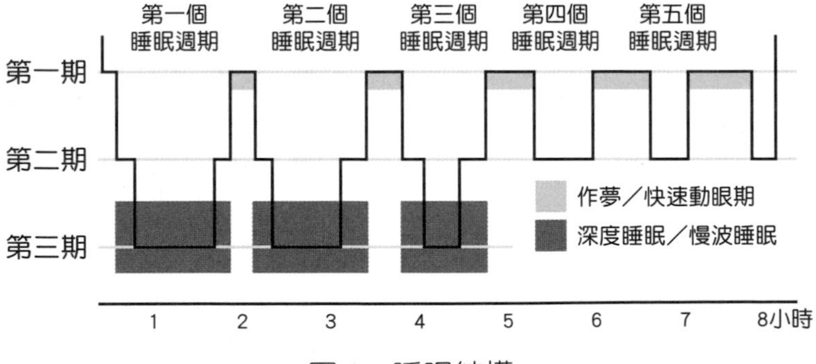

圖 1　睡眠結構

鐘，是非常淺的睡眠；第二期在正常成人的睡眠中持續時間占比大，是睡眠主要的部分；第三期為慢波睡眠（slow-wave sleep, SWS），也就是深層睡眠，是非常利於體力恢復的階段；第三期熟睡之後進入快速動眼期（rapid eye movement, REM），以上形成一個睡眠週期。晚上七到八小時的睡眠會由五到六個睡眠週期，組成一個完整的睡眠結構。

記憶力的形成與睡眠有關？

記憶包括很多類型，包括操作型記憶、背誦型記憶、感知上的記憶（如嗅覺，第一次聞到某種水果的香味，也看到這個水果的樣子，就會產生記憶，下次再聞到這個味道，就會浮現這個水果的樣子）。

記憶的形成有一定的流程，記憶的開端是五感——眼、耳、鼻、舌、身，感官的刺激會形成短期記憶，如果要使短期記憶變成長期記憶，需要複習。人的大腦對短期記憶的儲存其實很短，例如坐車時沿途可以看到很多東西，但如果大腦覺得不重要的，會自動忽略；如果大腦覺得它是重要的，或是會引起注意的影像，這時就會從短期記憶進入到中期記憶，但中期記憶不見得會進到長期記憶，除非我們認為它很重要、有趣或想要進一步了解，而繼續複習，才有機會進到長期記憶。

值得注意的是，複習不只是在白天進行，睡眠當中的複習才是關鍵。快速動眼期之所以會做夢，其實就是在複習白天、前幾天或上個月的重要事件，所以在快速動眼期的時候，大腦的海馬迴就會將重要的訊息儲存在不同位置，變成長期記憶，這是記憶形成的大致過程。所以如果睡不好，記憶力就會下降。

學生或考生如果想強化記憶，建議可在睡前背誦東西，因為睡前背誦，睡著時就會開始複習了，可提升學習效率。坊間曾流傳「睡眠學習法」，主張在睡覺時聽課，其實這並不會有效果，因為睡著時基本上是聽不到的，所以靠潛意識去學習並不會有效。就像很多人說，收聽英語廣播電臺ICRT可以學英文，這是正確的，但如果在聽的時候，注意力是放在電腦或工作上，再怎麼聽也不會有學習效果。同樣的，睡眠學習法也不會有幫助，專注力必須放在學習的項目上面，如果只是播放但不去注意聽，並不是真的在學習。不同形式的記憶是在不同的睡眠期所進行的，因此對於「睡眠學習」的研究，應該著重於睡眠當中記憶形成與固著的機轉才對。

很多疾病其實是睡眠問題在作祟？

有些人年紀輕輕就得了冠心病或者腦血管病，雖然沒有明顯的心臟和腦血管疾病危險因素，但是臉腫、脖子粗，白天還總犯睏，仔細詢問病史，才發現夜間睡眠呼吸中止。研究表示，睡眠呼吸中止所導致的夜間低血氧，會增加血管發炎機會，造成動脈粥狀硬化和血液高凝固狀態，從而容易導致血栓形成。

很多人有高血壓，真正的原因很可能是睡眠問題所導致的，如果沒有去做觀察或進一步檢查，降血壓藥很多人得吃一輩子。大量的臨床證據顯示，解決睡眠問題後，高血壓不藥而癒的例子有很多。如果從睡眠的根本問題來著手調查，會發現八成以上的高血壓患者，是因為睡著後呼吸中止導致缺氧、加重心臟負擔、交感神經持續亢奮，血壓才會慢慢上升；如果治好睡眠呼吸中止，不再缺氧，心臟沒有負擔，交感神經穩定了，血壓自然就降下來了。

也有多項研究指出，糖尿病也與睡眠呼吸中止有關。糖尿病是因為胰島素分泌不足，或是胰島素的接受器無法作用所致。如果睡眠呼吸中止造成缺氧，胰島素的分泌量會減少，血糖就會不易控制、容易上升，如果沒有進一步治療就會發展為糖尿病。高血壓在三十年前就已被很多研究證實與睡眠呼吸中止有直接相關，因為內分泌的研究比較複雜，血糖部分後來才被研究證實，現在也有一些研究認為血脂包括膽固醇、三酸甘油脂，也跟睡眠品質不好有關係。

此外，很多人知道鼻子過敏會導致黑眼圈，事實上不是因為過敏嚴重才有黑眼圈，而是過敏嚴重導致睡眠中缺氧、睡眠品質不好才有黑眼圈，因為血液循環和代謝都會受到影響。

總而言之，有很多白天的問題都是在睡眠過程中發生的，如果沒關注睡眠的話就不會發現真正的原因。即便是醫師，也可能會忽略睡眠問題引起的疾病。

小貼士

如何知道自己有沒有睡眠呼吸中止？

一般要注意睡覺時會不會打呼、白天是否常會覺得睡不飽、常常容易累，或是夜間容易睡眠中斷，甚至夜間常起來上廁所；如果半夜上廁所次數多，泌尿科檢查沒問題的話，那就要注意是否有睡眠呼吸中止。目前對於睡眠呼吸中止導致夜間尿量增加的機轉還不是很清楚，一般認為可能原因有兩個：(1)缺氧導致心跳加速，使得經過腎臟的血液量增加；(2)因為夜間缺氧之後心臟有負擔，體內的抗利尿激素分泌不足，尿量就會增加。根據臨床上的經驗，經過治療之後，大部分病患夜間的尿量就會正常。夜間常起來上廁所在睡眠呼吸中止的患者中是很常見的，因此也是一個警訊（關於睡眠呼吸中止可見第5章）。

人要睡幾小時是正常的？

睡眠需求大致呈現鐘形分布，大部分人的睡眠需求是七個半到八個半小時，少數人需求量會大於八個半小時或少於七個半小時。就像吃飯一樣，有些人吃兩碗才會飽，有些人吃半碗就飽了，睡眠需求的長短並不是每個人都一樣。只要起床後精神飽滿，整天的精神充沛或工作能專

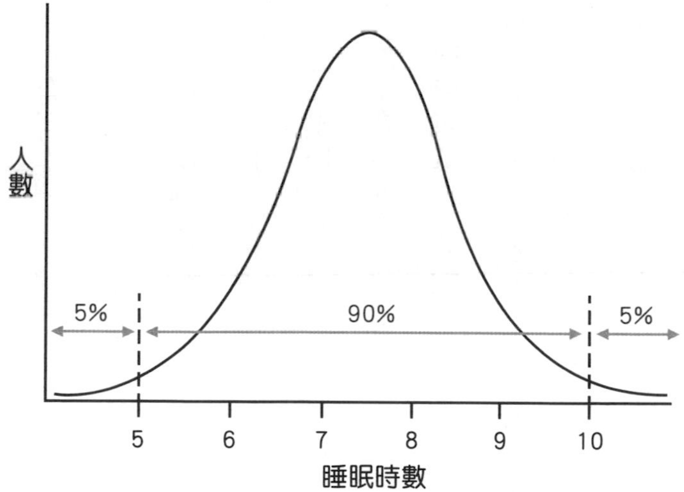

圖 2　睡眠時數需求的鐘形分布圖

注，這樣就表示睡眠足夠了，無須執著於一定要睡滿八小時。

睡眠時間與年齡息息相關。嬰兒一天有二十個小時都在睡覺，睡眠時間會隨著年齡增長越來越短，到成年之後，就會縮短為七個半到八個半小時。隨著年齡越長，有些人會覺得老年人的睡眠需求比較少，但其實並不會比較少，只是晚上維持整夜睡眠的時間會比較短，白天則會打瞌睡，所以一整天加總起來的睡眠時間，並不會比年輕時少很多，只是睡眠的時段會比較破碎、不連續，快速動眼期的比例也會有變化（詳見第 7 章）。

睡眠時間與死亡率也有關係，雖然還沒有直接證據顯示睡眠少到什麼程度會導致死亡，但可以確定的是，睡眠過少會無法讓身體獲得充分的休息，器官的受損與負擔無法修復。至於睡眠過多會提高死亡率，可能是因為在睡眠中有一些問題，例如睡眠呼吸中止患者，睡越久缺氧時間就越長、心臟負擔越重，發生心臟病或高血壓的機會就越高。所以睡眠時間過少或過多，死亡率都會增加，但兩者的誘發原因是不一樣的。

小貼士

誰是睡眠障礙的高危險群？

第一是輪班工作者；第二是肥胖者，肥胖通常會有三高，而三高也與睡眠有關；第三是要求完美的A型人格，這引發的睡眠障礙與肥胖就不同，而是容易失眠或生理時鐘不穩定，尤其在工作長期高壓的狀況下，但個人特質還是比較重要，如果個人特質本來就是容易失眠，不管外在是否有高壓仍然會失眠。

有些更年期的婦女，睡眠也會受到影響，因為雌性賀爾蒙的分泌突然下降，會產生熱潮紅等症狀而不好入睡。另外，甲狀腺亢進患者也會不容易入睡，因為甲狀腺負責調節身體的代謝速率，當身體的代謝比較快時，核心體溫會上升，比較不利於睡眠。

睡眠障礙到了什麼程度需要就醫？

如果覺得自己睡眠品質不好，像是淺眠多夢、容易醒，或是半夜需要起來上廁所超過兩三次，這些其實都是睡眠有問題，當然有一部分可能是泌尿道的問題，如果去泌尿科檢查都正常，基本上就要檢查睡眠的部分。

睡眠障礙到了什麼程度需要就醫？主要有三個判斷標準。

1. 晚上睡眠品質不好，無法維持穩定的睡眠，如淺眠多夢。當睡眠問題已經對生活造成很大的困擾，甚至出現心理壓力，例如有些人一看到床壓力就很大，到傍晚就開始擔心晚上睡不著，這種狀況就已經達到要就醫的標準。

2. 白天常會精神不濟、覺得睡不飽，容易想睡覺甚至打瞌睡，這些都會造成一些危險，例如有人在工廠工作，因打瞌睡而手指被切斷，這種情況也是必需就醫的。

3. 如果睡眠問題已對家人造成影響，也需要就醫，例如有些人是輪班工作，長期下來會影響家人的作息；有些人打鼾太大聲吵到枕邊人；有些人作夢時拳打腳踢甚至傷害到枕邊人，這都是就醫的適應症。

至於就醫要看哪一科，建議一定要看睡眠專科醫師，就如心臟病要看心臟專科醫師一樣的道理。睡眠專科醫師能針對睡眠問題給予全方位的評估與治療，找到真正的病因之後，才有辦法對症治療。

睡眠障礙的診斷方式

常見的睡眠診斷方式，包括去醫院進行多頻道睡眠生理檢查(Polysomnography, PSG），以及配戴腕動儀（actigraphy）。

多頻道睡眠生理檢查

多頻道睡眠生理檢查是目前睡眠檢查的標準，多頻道的意思是它會測睡眠時所有的睡眠訊號，包含腦波圖、心電圖、眼電圖、肌電圖。另外就是呼吸的頻道，包括口鼻氣流、血氧濃度、胸腹呼吸的起伏。多頻道睡眠生理檢查是一種夜間睡眠時的全身性生理功能檢測，可以檢測出受測者的睡眠結構及任何睡眠時的異常生理現象，這個檢查並不會造成任何疼痛，受測者只要和平常一樣睡覺即可。長期性白天嗜睡或疲累、習慣性打鼾、睡眠中斷頻繁、淺睡多夢、其他懷疑患有睡眠呼吸中止症或各種睡眠障礙，都可以藉由此檢查來診斷，目前也是健保給付項目。

多頻道睡眠生理檢查的檢查報告，經由專業睡眠專科醫師判讀，可正確診斷睡眠障礙的原因及是否有其他睡眠疾病。睡眠專科醫師會根據檢查結果，和病患及其家人共同展開治療計畫。

如果是比較精準的檢查，還需要測負壓，由於比較侵入式所以很少人會做，但這種檢查可以測出比較些微的變化，例如比睡眠呼吸中止輕微一點的症狀是上呼吸道阻力症候群，就需要透過測試負壓才能診斷。

腕動儀

腕動儀是一種醫療級的手錶，可測生理時鐘運作的狀況。它可以測人身體的活動，加上光線的照射，便能知道人的活動與晝夜節律的變化是否可以配合。新版本的活動腕錶又再加上生物感測器，包含光線的頻譜，舊式只有分有光和沒有光，新的則連紅光、黃光、藍光都可以去做分析。

以上兩種診斷方式分別適用於何種狀況呢？對於想要獲得睡眠中簡單生理指標的人，包括何時入睡、何時醒來、總共的睡眠時間等指標，推薦使用腕動儀，因為這是一個相對來講性價比較高的睡眠監測手段，並且對於需要長期監測心率、血氧飽和度的人來說，腕動儀更易獲得。對於想確認自己是否罹患睡眠呼吸中止、猝睡症以及睡眠中各種行為異常的患者，則建議到醫院來進行多頻道睡眠生理檢查，因為多頻道睡眠生理檢查除了可以獲知睡眠結構外，還可以根據腦波、肌電圖、胸腹式呼吸、心率、眼動等對睡眠狀況，得出更精準的判斷。

小貼士

睡眠檢查的必要性

現在有很多病人，尤其年輕人，在問完病史後，建議他們做睡眠檢查找原因，他們卻都不願意，因為他們來看診的目的就是為了拿藥。**但只吃藥不做檢查，醫師是沒辦法獲得足夠的資料來做治療**

的，**這也是目前臨床上遇到的困難點**，很多人還是抱持吃藥就好的觀念，必須透過教育來改善這樣的狀況。

其實睡眠檢查並不麻煩，與其他疾病的檢查類似，包括抽血、照X光，或是戴腕動儀，這就只是戴一個手錶而已，唯一比較麻煩的是要去睡眠中心睡一個晚上。如果一定要病人到睡眠中心去睡，一來睡眠中心會大排長龍，二來由於環境與家裡不一樣，本來就睡不著的人，去了睡眠中心可能會更睡不著。美國早在二〇〇九年開始，保險就有給付居家的睡眠檢查，但臺灣健保還沒有給付，所以我們的健保還有很多可以改進的地方。

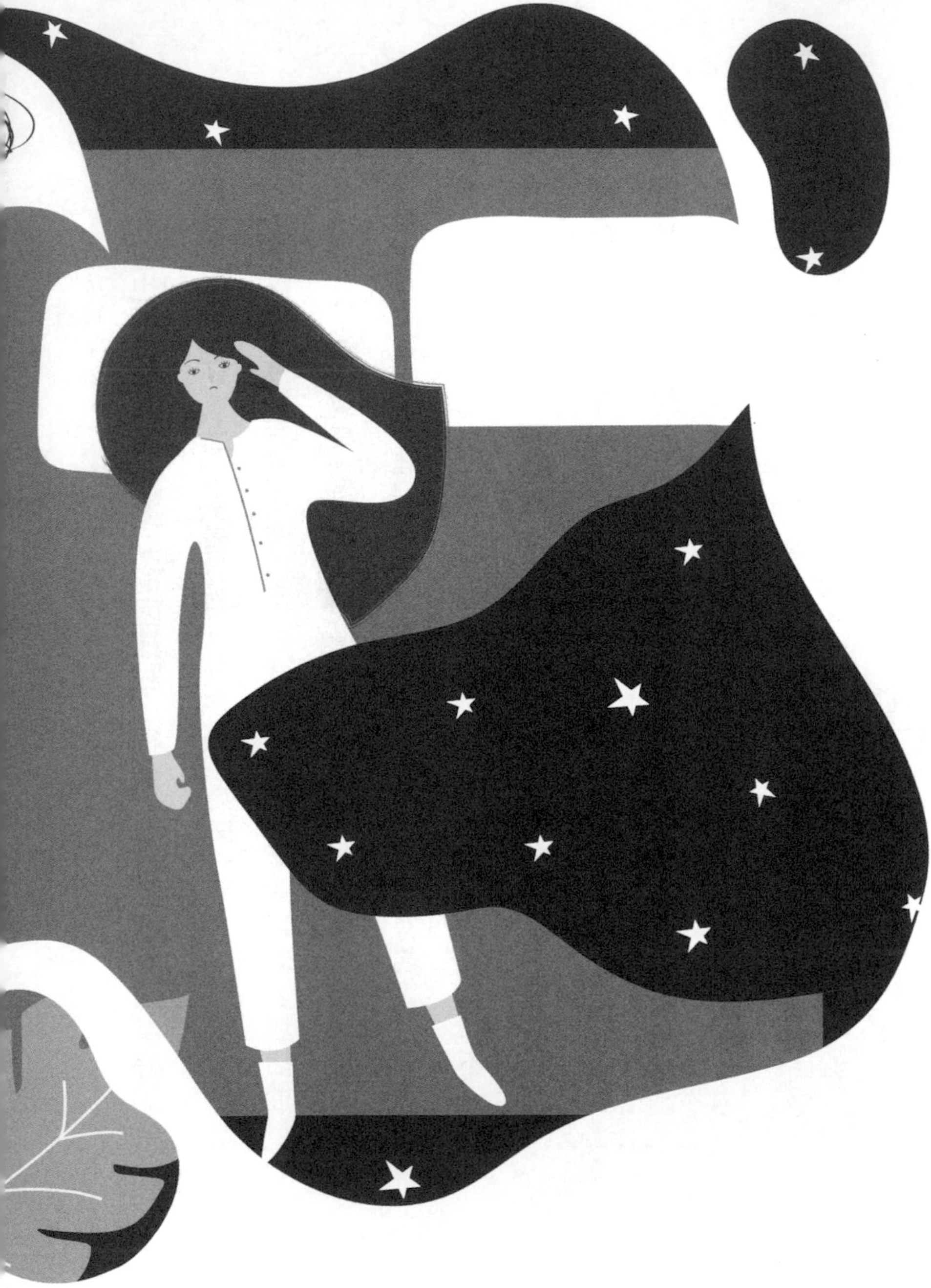

2 關於夢的二三事

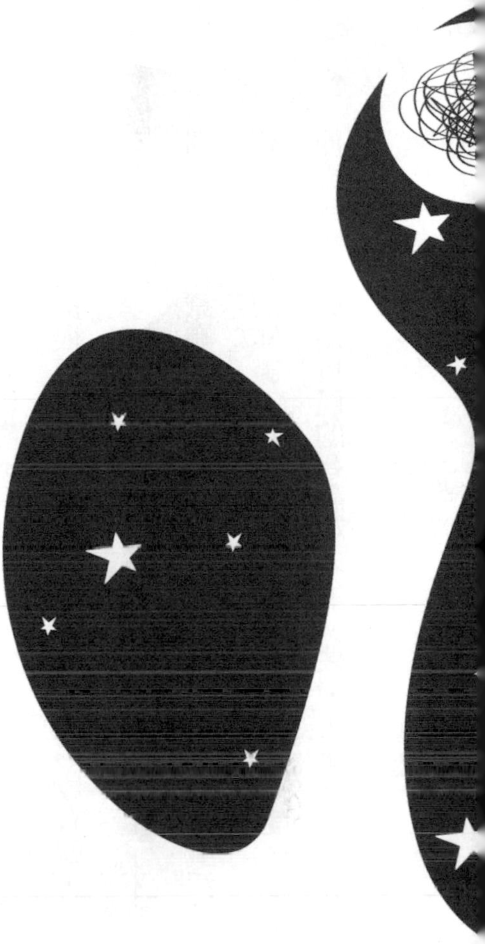

人都會作夢嗎？

人是一定會作夢的，如果沒作夢，記憶就沒辦法形成。睡眠週期中的快速動眼期，其實就是作夢期，作夢的目的就是複習白天發生的事情，但不必然是當天，可能是一個禮拜前、一個月前，甚至是一年前的事情，都可能從潛意識中被發掘出來，在夢境中呈現。作夢是必要的，因為有作夢，記憶才會從短期記憶變成長期記憶。

記憶其實很複雜，睡眠不只跟記憶力的形成有關，跟創造力的產生也有關。心理學家認為，人的智慧在一般情況下只用了不到四分之一，其餘則潛藏在無意識之中，而作夢就是一種典型的無意識活動，透過作夢能重新組合已有的知識，把新知識與舊知識融合在一起，最後存入記憶庫中，使這些知識成為自己的智慧和才能。夢境可幫助我們發展創造性思考，不少科學家、文學家、藝術家的成就，都出自夢的啟迪。

多夢等於睡不好？

對一般讀者來說這是問句，但睡眠醫學已經確定多夢就是等於睡不好。我們平均每天晚上會作六到七個夢，但是我們記得的夢境通常是最後一個或幾個夢境，也就是在最後十分鐘內快速動眼期發生的夢境。作夢雖然一定會發生，但不記得自己有作夢，才表示睡眠品質好。如果知道自己有作夢，表示睡眠的穩定度不夠，像是睡眠呼吸中止或週期性肢動症患者，他們沒辦法維持穩定的睡眠，就會記得自己的夢境。

有一種睡眠障礙叫「快速動眼期睡眠剝奪」，就是因為某些因素，在入睡之後不會進入快速動眼期，所以就不會作夢。當然有部分是其他因素，像是呼吸中止長期缺氧，因為缺氧的關係而進不到快速動眼期，這種患者在白天的症狀就是兩眼無神，跟他講話則是有聽沒有懂，短期記憶可能還可以，但他沒辦法透過睡眠來形成長期記憶。如果他可以根據睡眠問題去做治療，讓睡眠中有快速動眼期產生之後，白天的精神狀況和表現就會不一樣了，就連記憶也會變好。因此，夢對人們是很重要的，擁有夢境活動，是保證人體正常運行的重要因素之一。

7 什麼是清明之夢？

有一種夢稱為「清明之夢」（lucid dream），有修為、有一定道行的人才會作出這種夢，在藏傳佛教裡稱為中陰身。基本上它就是夢中夢，也就是在夢境之中可以控制自己的夢，且夢境是很真實、很合理的。一般人作的夢有時很不合理，像是從一百層樓掉下來，或是長出八隻手，但清明之夢會非常真實，不會有怪異荒誕的狀況。

史丹佛大學有一個團隊專門研究清明之夢，發現如果修為到了一定的程度，是可以控制夢境的產生，電影《全面啟動》（*Inception*）就是在描述這個情形，不只夢中夢，甚至又再分好幾層，這是睡眠醫學界需要再研究的，因為目前對這方面的了解還不是很多。

臺灣工研院的研究人員曾使用腦電圖來比較普通夢和清明之夢，他們使用多尺度熵（Multiple Scale Entropy, MSE）的分析方法，該方法可以評分大腦信號的複雜程度。評分高表示許多不同的大腦區域是活躍的並且相互連接，而評分低表示大腦的某些部分被關閉或彼此脫離。

清明之夢的特色在於，作夢者可維持如清醒般的警覺性，包括自我意識、反思、意圖、動機和記憶。清明之夢感覺就像醒來一樣，只是不是在床上醒來，而是在夢中的任何場景中醒來。清明之夢通常由作夢者的思路所觸發，能夠對夢境進行掌控，包括對人事物進行召喚、獲得超能力、到達奇幻世界。作夢者只需考慮希望接下來發生什麼，如果想在熱帶海灘上漫步，作夢者可以決定在轉身時，場景變成熱帶島嶼。

清明之夢發生在快速動眼期「離線」時，他們並不是完全處於「正常」的夢境模式下，睡眠者大腦的額葉被帶回自我意識。然而，處理感覺的背部部分不會與清醒的額葉皮質同步。因此，他們不是從外部世界獲取資訊，而是在夢中保持封閉，創造一個與外界一樣令人信服的虛擬世界。

研究人員發現，清明之夢的大腦複雜性明顯高於普通夢。它證實了在普通夢中，大腦的各區域是被切斷的，這可能就是為什麼感覺區域可以拋出奇異的幻覺，而不會被自我意識懷疑的原因。

7 為什麼會作惡夢？

夜黑風高的夜晚，你正獨自走在一條小巷中，突然身後傳來他人的腳步聲，回過頭去卻不見任何人的蹤影，你心跳加快、呼吸急促、肌肉顫抖，你越跑越快，但是腳步聲離你越來越近，當他就要抓住你的時候，你醒了，發現自己躺在床上，全身汗水，呼吸和心跳加快，才發現是自己作了一個惡夢。

夢境是每個人都會有的潛意識心理反應，白天如果壓力特別大，晚上可能容易作惡夢，夢到比較驚險刺激的內容。心理學家榮格（Carl Jung）曾做過夢境的研究，收集了一萬多個個案，其中最常見的惡夢是從高處掉下來的夢，有八成的人都作過這類的夢。榮格的推測是，人的記憶從古早的人猿和原始人開始，就透過遺傳基因一直延續下來。而會作從高處掉下來的夢，普遍存在的原因是，在人猿還沒演化成原始人的時候，平常在樹上盪來盪去，總有失手掉下來的時候，所以這個經驗就一直被存在記憶裡。

許多人都有過作惡夢的經歷，特別是小時候看了恐怖電影後，往往當晚就會作惡夢。一旦這樣的情形時常出現，進而導致生活遭受嚴重干擾時，便稱之為「夢魘疾患」。夢魘疾患主要發生在快速動眼期睡眠，且多發生於下半夜。通常會伴隨著極度恐怖的夢境，威脅生命安全，患者由惡夢中驚醒後，往往難以再入睡，且多可清楚記得夢境的細節。

夢魘疾患的形成與內在和外在原因有關。內在因素包含人格特質、成熟與發展程度等，個性較容易緊張、焦慮，或是成熟與發展較不足者，都可能是夢魘的原因。外在因素則包含生活中的壓力事件、焦慮等。如果被夢魘所困擾，可以通過規律作息、適當休息、避免睡前觀看恐怖片、避免睡前食用或飲用興奮性物質等方式來改善。

鬼壓床是怎麼一回事？

鬼壓床在睡眠醫學上的正式名稱為「睡眠癱瘓」（sleep paralysis），是指在睡覺時突然意識變清醒，而肌肉神經還未醒，就會出現神志清晰，但身體無法動彈的現象。

在快速動眼期，感官功能明顯減退，全身肌肉鬆弛，容易作夢，為了避免作夢太投入而動起來誤傷自己或床伴，大腦一邊在作夢，一邊會向身體釋放一種效果類似麻醉劑的神經物質，讓身體動不了。在正常情況下，這種肌肉麻痺導致的「癱瘓」是與快速動眼期睡眠同步的。然而，有的時候卻會出現快速動眼期睡眠結束、大腦已經逐漸清醒，但身體還處於肌肉麻痺狀態的情況，此即「睡眠癱瘓」：大腦能夠清楚地意識到自己是在作夢並且試圖醒來，而身體卻不受控制地僵直在床上。

睡眠癱瘓與作惡夢不同。我們作惡夢時，大腦仍然處於睡眠狀態。但是一旦出現睡眠癱瘓，即便仍然在作夢，但我們的意識是完全清醒的，甚至能睜開眼睛，卻無法控制自己的頭部、四肢和軀幹，也無法發出聲音，且常常伴隨壓抑感和胸悶。在這個過程中，人們往往因為無法控制自己的身體或無法立即醒來而感到恐懼，因此在科技還不發達的年代，這種現象便出現了各種迷信的解釋，例如鬼壓床或惡魔襲擊等。

這其實是一種睡眠現象，一般人偶爾也可能會出現。所謂的動彈不得並不是真的動不了，「被壓」其實是自己假想的，幾分鐘後會自行緩解。如果在睡覺時進入了睡眠癱瘓狀態，雖然會驚恐，但要告訴自己這不是什麼危險狀況，也不會對身體有害，可調整呼吸，讓自己平靜下來。然後嘗試將注意力集中在某些小肌肉群，如手指或腳趾，或者轉動眼球。一旦身體可動了，最好不要繼續躺在床上，而是坐起來或下床走一走，讓自己完全清醒，避免再次陷入睡眠癱瘓狀態。

如果偶爾出現睡眠癱瘓，只是當下容易恐慌焦慮，並不會留下什麼後遺症。但如果沒有相關疾病卻經常發生睡眠癱瘓，則需要養成良好的作息，避免熬夜，保證充足的睡眠時間，入睡時避免平躺的姿勢（側睡比平躺碰上睡眠癱瘓的機會低一些）。養成良好的生活習慣也很重要，不濫用藥物，減少喝酒；在學習、工作中學會釋放壓力，減少焦慮情緒；睡前不要吃太飽，聽聽舒緩的音樂，洗個熱水澡，保持臥室空氣流通，適量運動（睡前不要劇烈運動），都有助於減少睡眠癱瘓的發生。

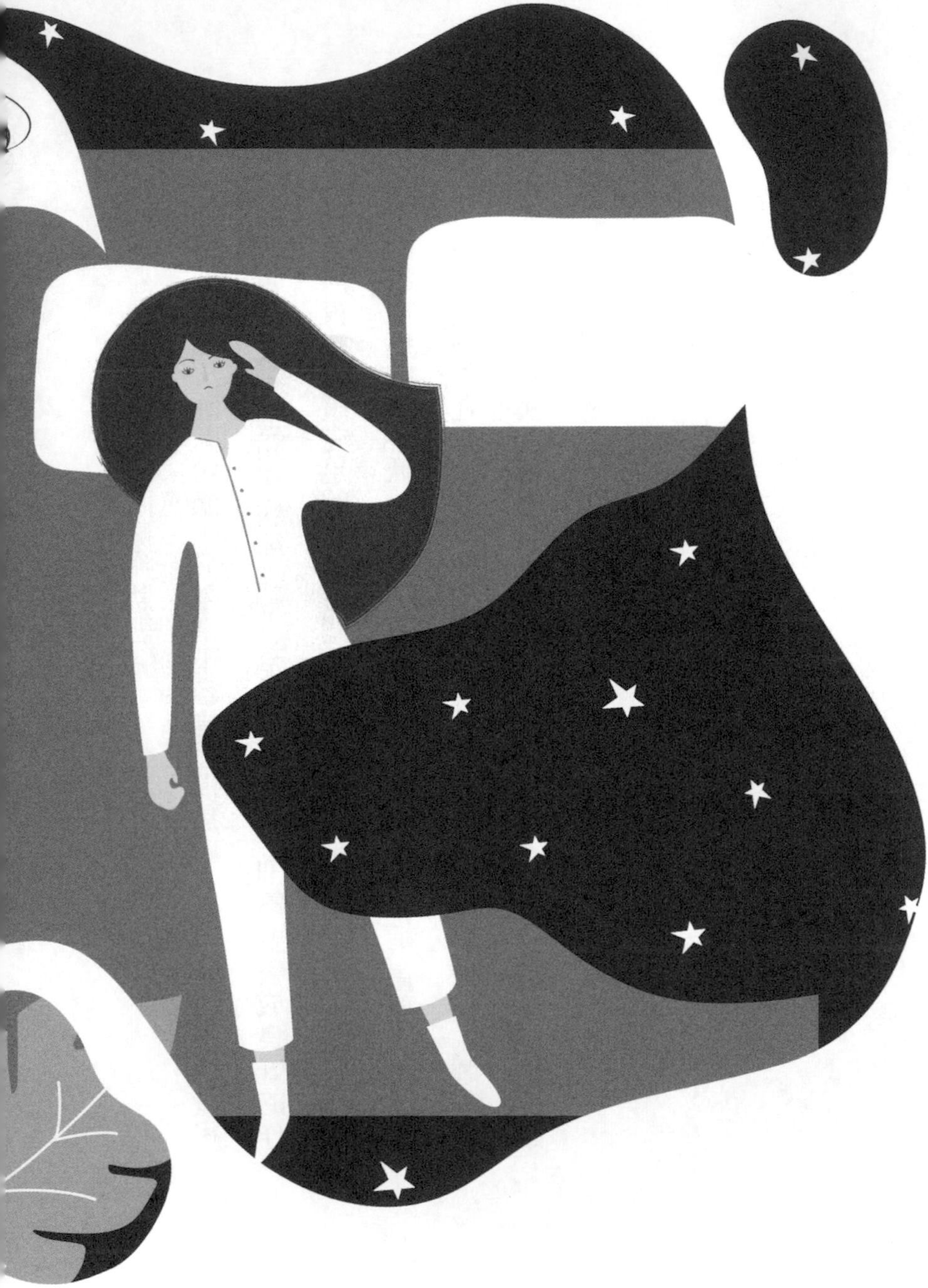

3 神祕的生理時鐘

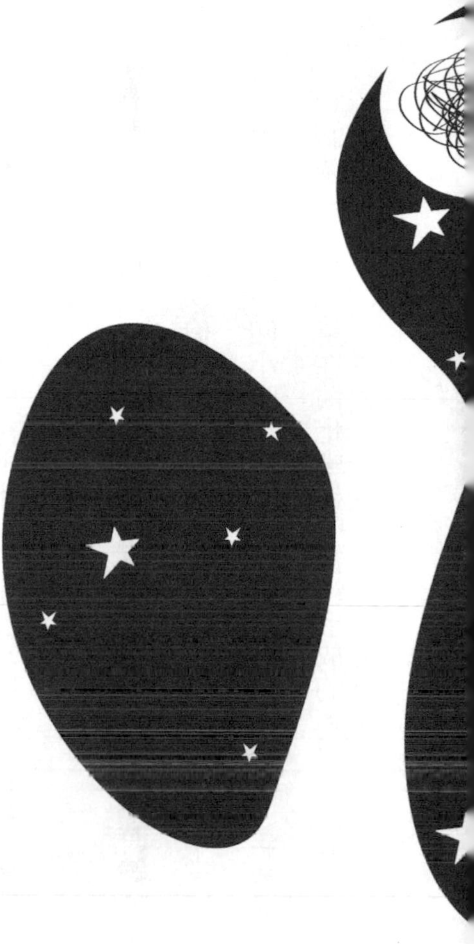

生理時鐘不只二十四小時？

人的內在有一個時鐘，這個時鐘需要與外在的環境變化作配合。有一個生理時鐘的研究，把一群人關在地窖裡，完全沒有陽光，沒有跟外界互動的機會，也不能使用通訊設備，這群人完全與時間線索隔絕（陽光是最明顯的時間線索，人際互動、工作行程等也都是一種時間線索）。一個月後發現，人的生理時鐘並不是二十四小時，平均起來是二十四小時又十五分鐘。

因為日出日落是二十四小時，所以人的生理時鐘就會被調節成大約二十四小時。但也有些動物不是二十四小時，而是十二小時；另外也有動物是超過二十四小時；還有一些動物是要冬眠的，一睡就是三個月。生理時鐘的長短，是在演化過程中慢慢形成的，但大部分都是約二十四小時或十二小時，這主要是與太陽的運作有關。

當生理時鐘與外在的環境變化不匹配時，就會變成生理時鐘混亂，例如時差問題；若嚴重的話就會生病，即「睡眠相位異常」。睡眠相位異常即俗稱的生理時鐘失調，老年人通常是睡眠相位前移，也就是太過早睡早起；很多大學生則是睡眠相位後移，也就是晚睡晚起。除了前移、後移外，還有一種異常是不規則的，例如一天比一天前移；另外也有無規律的情況，這與長期生活作息不穩定有關，使生理時鐘的神經受到影響，通常是多重因素導致，例如原本生活作息紊亂，喜歡喝酒，又合併睡眠呼吸中止缺氧等。

諾貝爾獎得主對生理時鐘基因的發現

地球上的所有生物體，從人類、動物、到植物、細菌，都普遍擁有一套自己內置的生理時鐘，以二十四小時為週期調節生理活動，以適應地球的自轉和晝夜變化。生理時鐘影響著生物體的睡眠、覺醒、新陳代謝、活動等各種生理過程和行為方式。人們很早就發現生物節律特徵可以遺傳，但是這種生理時鐘實際上是如何運作的呢？隨著分子生物學的發展，科學家逐漸提出「生理時鐘基因」的設想。二〇一七年的諾貝爾醫學獎頒給美國的三位科學家：霍爾（Jeffrey Hall）、羅斯巴什（Michael Rosbash）以及楊（Michael Young），因為他們發現了調控晝夜節律的分子機制。

他們從果蠅身上分離出一種能夠控制日常生物節律的基因，此基因編碼的一種蛋白，會在夜間不斷累積，然後在白天發生分解。此外，他們還發現在此生物過程中其他相關蛋白成分也有類似變化，說明細胞可以透過自我管理機制維持運行，稱之為「生理時鐘」。生理時鐘憑藉其強大的節律讓人類的身體去適應每一天的各種變化：它負責調節身體各種重要功能，包括睡眠、覺醒、行為活動、體溫以及新陳代謝。當內置生理時鐘與外部環境發生短暫衝突時，人類的生理活動就會受到影響。例如當坐飛機跨越多個時區後，便會出現短暫性時差不適應的情況。隨著時間的延長，如果生活方式與生理時鐘形成的節律長期產生衝突，則會導致身體出現各種疾病，例如失眠、乏力、血壓波動、心臟節律紊亂。

我們會知道絕大多數生物體能夠感知和適應環境的日常變化，最早是從對植物含羞草的研究開始。早在十八世紀，法國天文學家迪米宏（Jean Jacques d'Ortous de Mairan）就發現含羞草在白天會向著太陽打開，然後在黃昏時合攏。將含羞草放至黑暗環境之後，儘管沒有陽光照射，含羞草的葉子每天仍然保持其正常的規律性變化，似乎植物有它們自己的生理時鐘。後來，科學家們發現不只植物，動物和人類也有生理時鐘，使生理狀態能適應環境的日常變化，這種機體的適應能力被稱為「晝夜節律」。但是，體內的晝夜生理時鐘到底如何運作，仍是未解之謎。

在二十世紀七〇年代，美國分子生物學家班瑟（Seymour Benzer）提出一個假設：在果蠅體內是否存在控制其晝夜節律的基因呢？經過研究，發現果蠅體內一種命名為「週期」基因的突變，確實會擾亂果蠅的晝夜節律。但週期基因如何影響果蠅的晝夜節律的機制仍不明，三位諾貝爾獎得主將研究焦點瞄準果蠅，進一步探索生理時鐘到底如何運行。一九八四年，三位科學家成功地從果蠅體內分離出了「週期」基因，繼而發現了「週期」基因編碼的蛋白PER，PER蛋白會在夜間不斷增殖累積，然後又在白天發生分解。PER蛋白水準的變化以二十四小時為一個週期，剛好與晝夜節律保持同步。

那麼PER蛋白是如何在夜間聚集到細胞核的呢？一九九四年，楊發現了另一種基因，其編碼晝夜節律所需的TIM蛋白，當TIM蛋白綁定到

PER蛋白時，兩種蛋白結合體就能進入細胞核，從而阻斷「週期」基因的活性，關閉阻斷反饋回路。而楊則鑒定出了另一種編碼DBT蛋白的基因，該基因能夠延遲PER蛋白的聚集。三位諾貝爾獎得主的重大研究發現為生理時鐘的運轉機制創建了歷史性的突破，建立了生理時鐘的關鍵機制。

旅行時如何調整生理時鐘？

搭飛機跨越時區旅行時，會影響生理時鐘的規律，形成所謂的時差。要如何減少時差的影響呢？最好在上飛機前半天到一天，就要把時間設定成目的地的時間，但實行上有難度。退而求其次的方式是上飛機後再開始調，也就是上飛機就把手錶調成目的地的時間。但比較麻煩的是，航空公司供餐的時間和關燈的時間，沒有按照目的地的時間去做調整，大部分的長途飛行是上飛機兩個小時後開始供餐，抵達前兩小時再供餐，不論目的地的時間是否適合吃飯，這可能會影響到乘客的生理時鐘。

生理時鐘不是只有大腦裡面有，每個細胞、每個組織、每個器官都有生理時鐘，包含腸胃。如果大腦的生理時鐘需要休息，此時卻吃飯了，兩者就會不協調，進而影響到生理時鐘。因此，航空公司如果能根據航程做供餐的分配，對乘客才比較合理。

在飛機上調整生理時鐘的方法是，例如臺灣晚上十一點半的航班飛紐約，當地是中午十一點，雖然臺灣時間差不多是睡覺時間，但最好不要睡，可藉由喝咖啡、看電影來提神，盡量撐到紐約時間傍晚五、六點再睡，如果能撐到紐約時間晚上八、九點會是最好的。

有些人在飛機上不易入睡，因為坐著睡不舒服，而且飛機上其實很吵，引擎聲音大概有六十分貝，所以如果要在飛機上睡覺，最好戴抗噪音耳塞和眼罩。筆者目前是臺灣科技部價創試辦計畫「使用者創新睡眠科技照護系統」主持人，其中一部分的計畫在研發舒眠眼罩與耳機，用特殊的音頻和光波，去達到腦波同步的效果，這是設計給一般失眠者用的，但也可以應用在長途飛行的乘客上，因為它還可以達到阻隔噪音和光線的目的。

至於下飛機之後，調時差最好的方式就是在當地白天的時間要曬太陽，並做會流汗的運動。但越年長的人，生理時鐘越難調，因為其生理時鐘的慣性比較難去改變。

注意社交時差！

生理時鐘失調是最常見的睡眠疾病，包括失眠、睡眠相位異常；還有一些屬於障礙的部分，例如熬夜、睡眠剝奪。兩者有些關係，很多生理時鐘失調都是因為經常熬夜而引起，可能因為工作時間長、壓力大，甚至需把工作帶回家做，原本生理時鐘該睡覺或想睡覺的時候沒有睡，導致生理時鐘不穩定。例如如果正常的生理時鐘是十一點睡覺，但連續熬夜三天到兩點才睡，而白天仍需要像平常一樣六點起床，直到忙完後在週末或補休時補眠，每天睡到中午十二點，起床時間和平常就差了六小時，這就是一種「社交時差」（social jet-lag）。

調時差對身體是有壓力的，對生理功能是一種負擔，很多工程師長期熬夜，就很容易出現睡眠相位異常。所以盡量維持固定的睡覺時間和起床時間，比較不會出現社交時差，也就是自己創造時差讓自己適應。

小貼士

熬夜如何調適？

如果只是一個晚上熬夜，建議就維持正常作息，這樣精神反而會比較好一點，如果想要補眠，就會落入失眠的三P理論中（詳見下一章），短期還好，但長期就容易變成慢性失眠。如果連續熬夜三天的話，最好隔天就請假休息。

熬夜時如果要吃東西，盡量不要吃泡麵、餅乾，因為這些食物代謝後容易產生自由基；也不要吃高糖食物，因為吃了後血糖立刻升高，人的精神會比較好，但如果沒有蛋白質的支持，血糖又會迅速下降，就會感覺疲勞。所以熬夜如果要吃東西，也要考慮營養均衡的問題。

很多人會在週末補眠，這個習慣其實不好。很多學生或上班族平日讀書或工作到很晚，認為週末補眠可以消除疲勞，或是可以還一些「睡眠債」，但長期在週末補眠，尤其補眠時間超過兩個小時，例如平常七點起床，週末快中午才起床，這對身體其實是一種負擔，就像是搭飛機去杜拜又再飛回來，幫自己創造了四個小時的時差讓生理時鐘去承擔，這對身體其實是不好的。

如同前面提到的，生理時鐘不只大腦有，而是身體的每個器官、組織和細胞都有，如果大腦的生理時鐘出現異常，全身的生理時鐘都會發生問題，就會容易生病。週末如果真的需要補眠，建議不要超過兩小時，如果能維持平常的起床時間當然最好。

有些人則可能放假前一天會比較晚睡，但因生理時鐘的關係，隔天和平常一樣早起，導致不到中午又想睡。要解決這個問題，最好是平日或假日都維持正常作息，同樣的時間睡覺，同樣的時間起床。但如果避免不了放假前一天會比較晚睡，可用午睡的方式來解決。

小貼士

午覺怎麼睡才正確？

對於沒有睡眠疾病的人來說，午睡可以使下午的精力恢復，但午睡不宜超過三十分鐘。如果是失眠患者，建議不要午睡，因為如果白天睡了晚上會更睡不著。本身有睡眠問題的人，還是要按照治療計畫來進行。就像一般人可以喝咖啡或茶來提神，但失眠患者則要少喝咖啡或茶，以免影響睡眠。

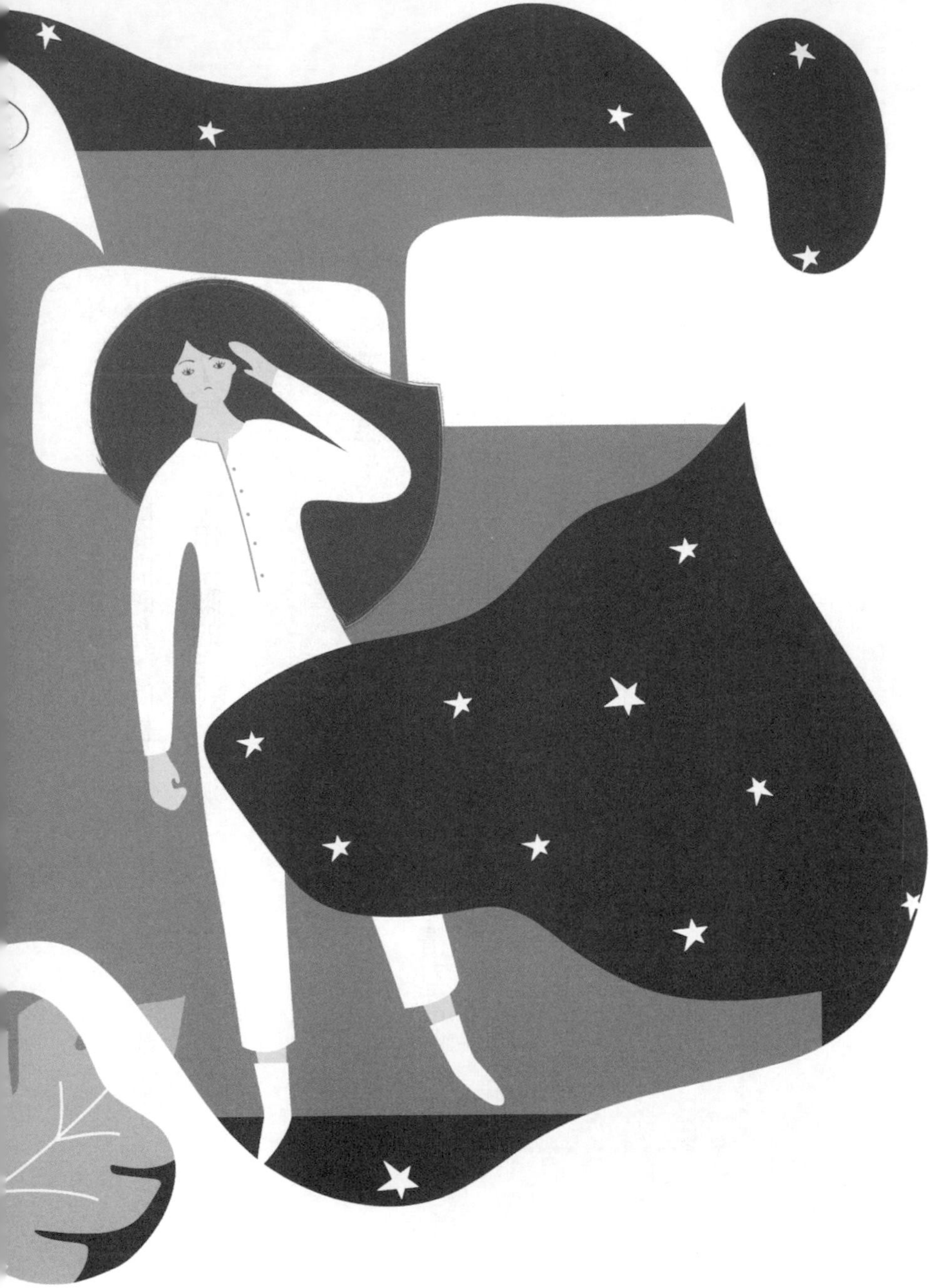

4

令人困擾的失眠問題

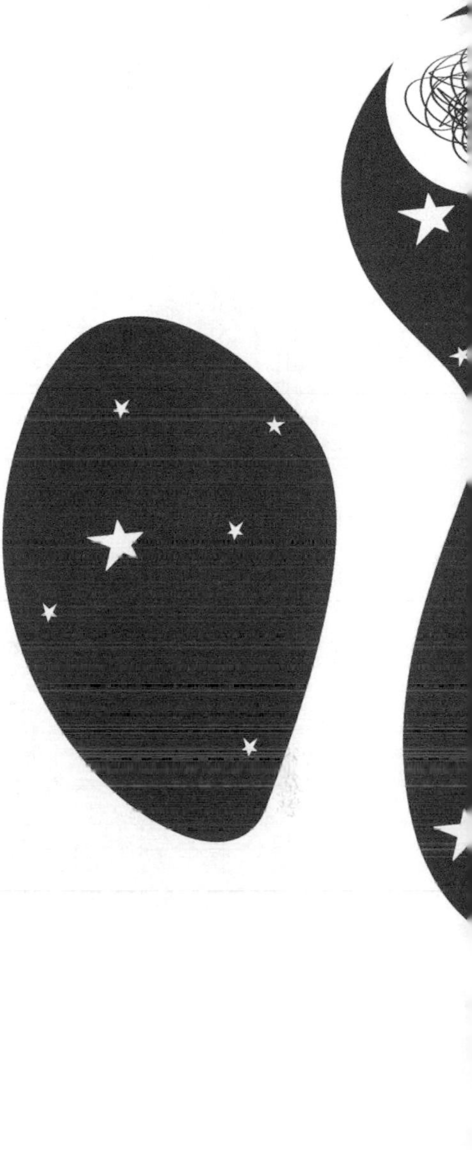

個案描述

睡眠障礙中，人數最多的族群就是失眠的患者。大部分的失眠患者都長期服用藥物，因為部分醫師沒有受過睡眠醫學的訓練，病人說睡不好、睡不著，他就直接開藥。這種狀況會沒辦法找到失眠的根本原因，只是靠藥物壓下來，身體裡面產生什麼疾病，醫師也不知道，藥就會越吃越重。一開始吃一顆有效，但吃久了就會越來越沒效，因為安眠藥或鎮定劑都會有耐受性的問題。

有一個老婆婆已經吃了十年安眠藥，甚至一個晚上要吃到八顆藥。後來這個老婆婆來到我們診所，幫她安排適當的檢查後，發現她失眠的原因是她本身屬於會多想事情的人，會操煩很多事，不是自己能掌控的事情也會去操心，導致壓力很大，時間久了就可能轉換到睡眠上的症狀。一開始找錯醫生也是個問題，第一次就診就開了三種藥，一般不會這樣做，如果一種藥有效為什麼要吃到三種呢？太多醫生沒有受過睡眠醫學的訓練，為了幫病人改善失眠症狀就下很重的藥，這是目前在臺灣很常見的問題。後來幫她找到真正的原因之後，協助她調整生理時鐘和思考模式，慢慢調整，最後不用吃藥也可以睡得很好了。

7 失眠有哪些種類？

一般臨床上常見的分類包括：(1)難入睡；(2)睡眠中斷（淺眠多夢），無法維持穩定的睡眠；(3)早醒（天還沒亮就醒了）。不同的症狀背後其實有不同的疾病（不過有些不是病，例如時差不是生病，只是生理時鐘的混亂），這些狀況都會導致身體某些程度的負擔，或是長期累積會產生病變。上述三類是一般民眾比較能理解的分類，但是在睡眠醫學上，失眠還可以細分為十一種亞型。

表 1　失眠的十一種亞型

失眠的類型	說　明
1. 調節型睡眠障礙	因一時情緒的興奮、激動、憤怒或悲傷，而造成無法入眠
2. 身心型失眠	與一些社會心理因素導致的焦慮、憂鬱狀態有關
3. 感知誤解型失眠	患者低估了自己的實際睡眠的質和量

4. 精神疾病導致的失眠	由精神分裂症、憂鬱症及焦慮症等精神疾病所導致的失眠
5. 原發性失眠	找不出任何原因的失眠
6. 睡眠衛生習慣不佳引起的失眠	睡眠時間無規律、午睡或臥床時間過多、睡前從事易興奮活動如閱讀小說、喝咖啡和飲酒等
7. 兒童行為性失眠	睡前亢奮的行為，會導致兒童失眠。例如睡前打電玩太high，或看情節激烈的電視，到了就寢時間大腦還處於亢奮狀態而失眠

8. 藥物導致的失眠	藥物的不當使用所引起的睡眠問題。例如安眠藥物或刺激性藥物（安非他命、古柯鹼、海洛因等）的濫用常會造成睡眠的干擾
9. 內科疾病導致的失眠	有些內科疾病易在夜晚發作而干擾睡眠，例如夜晚心肌缺血症、夜間癲癇，及睡眠相關氣喘、頭痛及胃食道逆流等。有些疾病則是在入睡後症狀會變得更嚴重而影響睡眠，例如慢性阻塞性肺病及消化性潰瘍
10. 器質性失眠	腦組織暫時性或永久性的功能障礙，所導致的失眠
11. 其他	其他原因導致的失眠

一般來說，躺上床三十分鐘以內入睡是正常的。若一個禮拜有三個晚上，躺上床超過三十分鐘睡不著，連續三個月，就符合臨床上慢性失眠的定義。失眠其實很常見，像是有人會因為隔天要考試或有重要的事而睡不著，但過了就好了，這種不算是慢性失眠。

為什麼會失眠？

失眠對許多人來說，常常是個難解的習題，它對生活的影響非常大，包括注意力無法集中、無精打采、工作表現受影響，而且也容易發生意外事故。一般引起失眠的原因有很多，其中包含有下列幾點：

1. **環境的影響**：太冷、太熱、太悶、太亂、太亮、時差、出門在外換床等，都可能引起失眠。
2. **人格的問題**：凡事要求完美、有強迫症傾向的人，太過於認真想睡，反而睡不著。

3. **身體的疾病**：身體不舒服，因頭痛、牙痛、氣喘、潰瘍等會在晚上發作的疾病而睡不著。

4. **藥物的影響**：茶、咖啡、提神藥物、減肥藥等易刺激神經，使人不想睡。某些藥物如治療高血壓、偏頭痛的藥物也會導致失眠；如果長期使用鎮靜劑、安眠藥、酒精後突然減量或停用，出現戒斷症狀也會導致失眠。

5. **精神疾病**：許多精神疾病會有睡眠方面的問題，特別是憂鬱症、恐慌症、焦慮症、藥癮、酒癮、失智症等。

造成失眠的原因有很多，紐約大學教授史匹曼（Arthur Spielman）提出著名的三P模型，第一個P是前置因子（predisposing factor），第二個P是誘發因子（precipitating factor），第三個P是固著因子

（perpetuating factor）。前置因子是指心理上有一些特質，例如A型人格，要求完美；或是生理因素，例如甲狀腺功能亢進、腎上腺素分泌過多，使基礎代謝率變高，這會不利於睡眠。這些心理上或生理上的特質，成為睡眠問題的「原罪」。

導致失眠的大部分原因是環境因素，也包含人際關係，例如工作壓力大、與上司關係不好，或與家人吵架。另一種情況是小孩剛出生，半夜需要餵奶換尿布；或是夫妻工作時間、生活作息相反，這些都是誘發因子，可能會出現斷斷續續的失眠症狀，但還沒到慢性失眠。

第二個P是環境因素，出現了自己會知道，可能會覺得不適應或是壓力很大，但如果採取的應對方式是錯的，就會產生第三個P。慢性失眠最常產生的原因是補眠的心態：因為晚上睡不著，白天就會想補眠，但白天的睡眠環境和睡眠機會其實非常少，心理壓力會很大，就會產生固著因子，導致慢性失眠。

失眠的診斷與評估

失眠特別的地方是它既是一個症狀，也是一個診斷。例如調時差會有失眠的症狀，但它的診斷就不是失眠，所以失眠這個名詞有兩種角色。一般診斷工具是配戴腕動儀，可知道生理時鐘運作的情形，以了解是否真的有失眠的狀況；加上睡眠日誌的填寫（詳見附錄），便可診斷出是否有失眠。如果是要找失眠的原因，還需要做其他檢查。

一些精神疾病會與失眠共病，也就是兩者惡性循環。比較常見的是憂鬱症、焦慮症、恐慌症、躁鬱症，其中憂鬱症、焦慮症是最常見的，都會以失眠的症狀來表現。如果共病，失眠通常只是其中的症狀，要先治療精神疾病，如果精神疾病穩定之後，還是有失眠症狀，則需再確認是否還有睡眠的疾病。

總而言之，失眠的診斷除了需配戴腕動儀，加上睡眠日誌的填寫，還要了解病史，醫師問診會確認是否符合前面提到的慢性失眠，如果都符合就可以診斷為失眠。

失眠的治療

當失眠的情況發生時，首先需要了解造成失眠的病因，並且針對續發性的身體疾病和相關疾病進行治療。引起失眠的病因不同，其治療的方式就不一樣，尋求門診治療才是正確的途徑。

藥物治療

治療失眠的藥物包括七大類，另外有一些不算是藥，像是「褪黑激素」，它是健康食品。褪黑激素是人體自然分泌的一種激素，作用廣泛，對生殖系統、內分泌系統、免疫系統、中樞神經系統和許多代謝過程都有調節作用，褪黑激素的分泌具有明顯的晝夜節律性。隨著年齡的增長，褪黑激素的分泌量會逐漸減少，老年睡眠障礙患者體內褪黑激素的分泌量下降較為明顯，所以老年人易有睡眠問題。

褪黑激素只對生理時鐘紊亂、褪黑激素敏感型的睡眠障礙有一定的輔助作用，但如果是憂鬱導致的失眠，服用褪黑激素後可能會加重憂鬱症狀。對於一般失眠患者來說，不建議長期服用褪黑激素，因為長期服用外源性褪黑激素，可能會導致自身的分泌減少，會加重肝腎負擔、低體溫、釋放過多泌乳激素導致不孕，還有降低男性性欲的副作用。所以應該在醫生指示下服用褪黑激素。

「抗組織胺」是藥效最輕的治療失眠的藥物。為何抗組織胺可以治療失眠？因為人的生理時鐘其實分兩部分，前半部是睡眠促進中樞，後半部是清醒促進中樞。清醒促進中樞有很多神經傳導物質，可以讓人維持清醒，組織胺是其中一個。抗組織胺大部分是用來治療鼻塞、過敏、感冒，第一代的抗組織胺經由血腦障壁進到大腦裡，會抑制大腦的組織胺，維持清醒的組織胺被抑制了，人就會想睡覺，所以第一代的抗組織胺吃了就會想睡覺。第二代以後的抗組織胺不會經過血腦障壁，吃了就不會有嗜睡的狀況，相對沒副作用，但也沒辦法有效改善失眠了。

後來有很多叫「苯二氮平類」（BZD）的藥物，在二、三十年前是安眠藥的主流，前身是高劑量會致死的藥，但現在皆已停產。苯二氮平類藥物的一大問題是耐受性很快就會出現，也就是會越吃越沒效，醫師如果沒有作診斷，就會一直加劑量下去。

表2 安眠藥的七大類

分類	一般名稱	商品名稱
苯二氮平類	艾司唑侖	舒樂安定
非苯二氮平類	佐匹克隆	宜眠安
	唑吡坦	使蒂諾斯
抗組織胺	苯海拉明	柏 那
	茶苯海明	導安寧
三環抗憂鬱劑	丙咪嗪	妥富腦
	多慮平	神寧健
其他抗憂鬱劑	曲唑酮	美舒鬱
褪黑激素類	褪黑激素	
	雷美替胺	雷美爾通
	阿戈美拉汀	阿美寧
食欲素受體拮抗劑	蘇沃雷生	Belsomra

苯二氮平類的下一代是「非苯二氮平類」（NON-BZD），這類藥的英文學名都是Z開頭，所以被稱為Z-drug，像是使蒂諾斯（Zolpidem）。這類藥成癮性相對少很多。

以上是安眠藥大致的進展，現在還有很多新藥在研發中，還沒上市。

・安眠藥的副作用

耐受性和成癮性是較常見的副作用，成癮性就是會依賴，大部分會造成成癮性的藥物是它本身是抗焦慮又同時有安眠效果的藥物。因為抗焦慮的藥，吃了就會覺得很輕鬆，如果用了一段時間不吃了，會覺得壓力又來了，所以就會依賴這種藥，就像很多人咖啡成癮，不喝的話精神就會很差。如果不是抗焦慮的安眠藥，成癮性相對較低，但一樣會有耐受性。

・安眠藥用藥注意事項

安眠藥的用藥原則第一個就是要找原因，如果沒找出原因就開藥，無法獲得真正的治療。雖然很多患者和醫師認為治療睡眠問題就是要開藥，但這其實是錯的，因為沒有找到原因之前就直接開藥，就像直接用棒子把病人打昏讓他睡著，這種作法是非常不好的。做完檢查再對症治療，這才是重點。

而且安眠藥的特性是會越吃越重，很多醫生看病人吃了沒效就換藥，或是一顆不夠就加為兩顆、兩顆不夠再加為三顆，臺灣健保資源一年有十三億用在安眠藥上，就是這個原因。正確用藥原則是一開始讓病患的睡眠先穩定，穩定的最大好處是可以減少病患的焦慮和對睡眠的恐懼，接下來的非藥物治療相對就會比較容易進行。

用藥必須先確診，確定是什麼樣的睡眠障礙，像是睡眠呼吸中止的病人，其睡眠容易中斷並不是因為生理時鐘失調，而是呼吸不順、心臟負擔大，這時用藥物讓他睡著，會使心臟負擔更重，而且因為放鬆了，呼吸道阻塞的情形會更嚴重，睡眠呼吸中止的問題就會加重。所以有正確的診斷，才能對症治療，而對症治療不一定是用藥。用藥只是暫時的，睡眠檢查找出原因後再對症治療，治療後安眠藥就可以慢慢減量，甚至可不用再吃藥。所以第一個用藥原則就是一定要確診，確診之後再由睡眠專科醫師作完整的治療計畫，希望最後可以不用吃藥也能好眠。

第二個原則是需要時才用。還沒睡覺前建議不要先用藥，雖然預期自己可能會睡不著，但不須先吃藥，可以先去床上躺，能睡就睡，但如果躺了三十分鐘仍睡不著，就不要猶豫立刻吃藥。如果隔天有重要的事情，今晚必須好好睡，此時也不要猶豫直接吃藥再去睡。

第三個原則是輕的藥有效就不要用重的藥。有些醫師擔心用輕的藥還是睡不著，所以一開始就用重的藥，甚至有些醫師會直接開三種藥給第一次就診的病人。

第四個原則是少用會成癮的藥，成癮之後還要戒斷，會比較麻煩。

小貼士

安眠藥用藥小叮嚀

吃安眠藥時要遵從醫囑，不可擅自突然停藥，因為生理時鐘在治療過程中必須有穩定性，擅自停藥對生理時鐘的穩定性是不好的。另外也要避免食用會加重安眠藥藥效的物質，例如酒精、肌肉鬆弛劑，都會加重安眠藥的效力，所以記得吃安眠藥是不能喝酒的。

非藥物治療

失眠的非藥物治療主要包括認知療法、行為療法與光照療法。

• 認知療法

認知療法主要是要改變對睡眠的誤解或迷思。像是一天一定要睡滿八小時才夠嗎？其實不一定，但很多人都會這樣認為，這是很常見的一個睡眠迷思。如果這個迷思沒有人去點破，有人就會覺得每天都睡不夠，即使睡了七小時還是覺得沒八小時就是有問題，如果這種心理壓力慢慢累積的話，可能就會產生慢性失眠。

前面提過慢性失眠有三P，最後一個P可能就是即便睡了七小時也覺得不夠，所以白天會想要補眠，但補眠狀況一般都不會很順利，因為環境不一定允許，結果導致更大的心理壓力，慢性失眠的風險就會提高。睡眠就像吃飯，有人吃得多、有人吃得少，所以不一定非得睡八小時才夠。

第二個迷思是，很多人認為吃安眠藥會傷身體，看到醫師一直加劑量而感到無助，心理壓力就增加了。如果是對症下藥，不是長期使用安眠藥，大部分不會有嚴重的副作用。比較常見的副作用是白天昏昏沉沉，類似宿醉。如果有做檢查並找到原因，安眠藥一般不需吃很久，就不用擔心使用安眠藥會造成副作用。而且安眠藥都是處方藥，也是管制藥，醫師必須取得管制藥的許可證才能開藥，開的量也會有限制，所以可以不用太擔心。

第三個迷思是，很多失眠患者會覺得自己一整夜都沒睡。臨床上很多失眠患者都會說：「江醫師，我已經三個月沒睡覺了！」其實他們的認知是錯的，因為請他們去睡眠中心做睡眠檢查，發現其實九成九以上都有睡著，只是他們自己不知道，記得的都是沒睡的時間。

以上迷思如果沒有人去幫病人點破，他們的心理壓力會越來越大。認知療法就是要改正病人的迷思，但很多病人用口頭講他不會相信，所以就要用證據來講，讓他去睡眠中心做檢查，給他看睡眠檢查報告，讓他知道自己什麼時間有睡、什麼時間沒睡，就不會一直強化沒睡的認知了。

・行為療法

行為療法的一個重點是要避免會影響睡眠的行為。睡前運動就是很不好的行為，但很多上班族白天沒有時間，下班也比較晚，吃了晚餐後還要休息一下才能運動，運動時間可能是晚上九點多到十點了，這時運動會讓身體的血液循環變快，身體的代謝會加速，生理時鐘會因為這些因素而導致不想睡，這是需要做行為治療的常見原因之一。另外一個是午睡的時間太久，如果午睡時間太久，晚上一定會睡不著，這也是要避免的。

另外，也不要在睡前喝酒。因為酒精是乙醇，酒精的代謝物是乙醛。乙醇可以讓人放鬆想睡，但乙醛不利於睡眠的維持，讓睡眠結構比較不穩定，喝酒會臉紅、頭暈、想吐，都是乙醛的作用。人喝完酒之後，乙醇停留在人體的時間很短，很快就會被代謝成乙醛，乙醛在身體會停留很久，才會被代謝成乙酸，這是漢人的情況；如果是原住民，乙醇很快就被代謝成乙酸，因為他們肝臟的乙醇去氫酶比較活躍，喝酒比較不容易喝醉。

上述行為都對睡眠有負面影響，而必須加以改善，還有些行為療法不是用改善的方式，而是去加強正面的影響，就是「睡眠儀式」。例如原本睡前會聽音樂，或做特定的事情，如與家人聊天或擁抱，但因工作離鄉背井，沒辦法跟之前一樣做這些事，這時需睡眠專家確認他是否有這樣的需求。有些儀式比較簡單，像是刷牙也是一種睡眠儀式，因為大部分人刷完牙就要睡覺了。透過睡眠儀式可以提醒潛意識該睡覺了，這也是行為治療的一部分。每個人的習慣都不太一樣，例如有些人睡前要看看雜誌，但不建議看手機，因為手機螢幕的藍光會讓生理時鐘比較亢奮。

・光照療法

在介紹光照療法前，我們先來了解睡眠與光的關係。光進到眼睛之後有兩個不同的路徑，一個是視覺的路徑，一個是生理時鐘的路徑。視覺的路徑很快，一個閃電我們立刻就能接收到。但生理時鐘的路徑就很慢，需要幾十分鐘，因為傳導路徑會經過視網膜，然後到視交叉，再往上到下視丘，下視丘就是生理時鐘的位置。進到下視丘後，光的訊息會變成神經傳導離子的電流，再進到腦，腦接收這個訊息之後，才會去判斷接下來要做什麼。

生理時鐘其實分兩個，

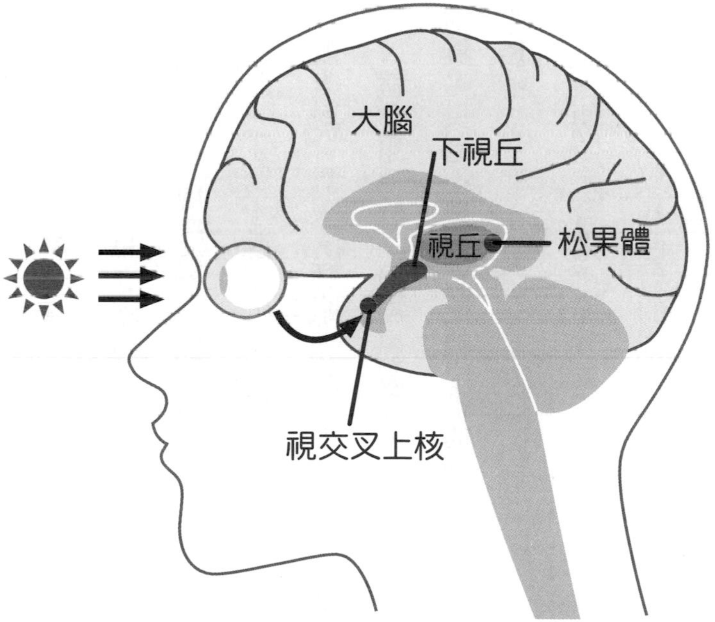

圖 3　光線進入大腦的途徑

一個是睡眠促進中樞，另一個是清醒促進中樞，兩個在做拔河。如果睡眠促進中樞比較強，強到一個程度人就會睡著；如果清醒促進中樞比較強，強到一個程度人就會醒來。生理時鐘本來就一直在運轉，光進來後就多了一個訊息，這個訊息會使生理時鐘做調整與改變，例如現在應該要起床了，清醒促進中樞就會分泌像多巴胺、正腎上腺素、組織胺等讓人清醒的神經傳導物質，濃度達到一個程度人就會醒來。睡眠促進中樞則會分泌褪黑激素，濃度達到一定程度之後，就會想睡覺。但褪黑激素不是唯一的，還有其他三、四十種神經傳導物質，只是褪黑激素比較早被研究，也有一些媒體報導，所以一般人比較熟悉。

光照療法是需要處方的，不能隨便照，否則可能效果不好甚至有反效果。光照有分照射的時間點和時間長短，以及照射的強度。室內白光大概只有八十到一百 lux，晴天的陽光是十萬 lux。調整生理時鐘的光照療法至少要有六千 lux 以上，效果才會出現，但是六千 lux 很亮，眼睛不能直視。光照療法中屬藍光最有效，它可以讓生理時鐘往前或往後推，就像調手錶一樣。因為大腦沒辦法調，必須靠光來往前或往後調。在德國很多安養院天花板都有裝光照治療機，因為很多老人家不方便外出，這樣白天就可以獲得充分的光照，晚上自然睡得比較安穩。

・其他非藥物治療

失眠的非藥物治療除了上述三種外，還有一些其他的輔助方式，例如芳香療法。早在古代，人們就經常以香草來養生怡情、安神助眠。在現代社會，人們使用植物芳香精油，運用香薰、按摩、嗅吸、沐浴、熱敷等方式，使天然植物成分滲入到皮膚下層組織，或經過鼻腔傳導到大腦神經信號，從而發揮鬆弛肌肉、鎮靜安神的作用。一九九三年，愛爾蘭的研究者將羅勒、刺柏、薰衣草等植物中提取的揮發油，用於治療老年人的睡眠問題，在經過兩個星期的治療後，自述晚上睡眠良好的病人數量顯著增加。

此外，床與枕頭的選擇也很重要，床如果沒辦法支撐身體的重量，使肌肉沒辦法放鬆，就沒辦法輕鬆入睡。

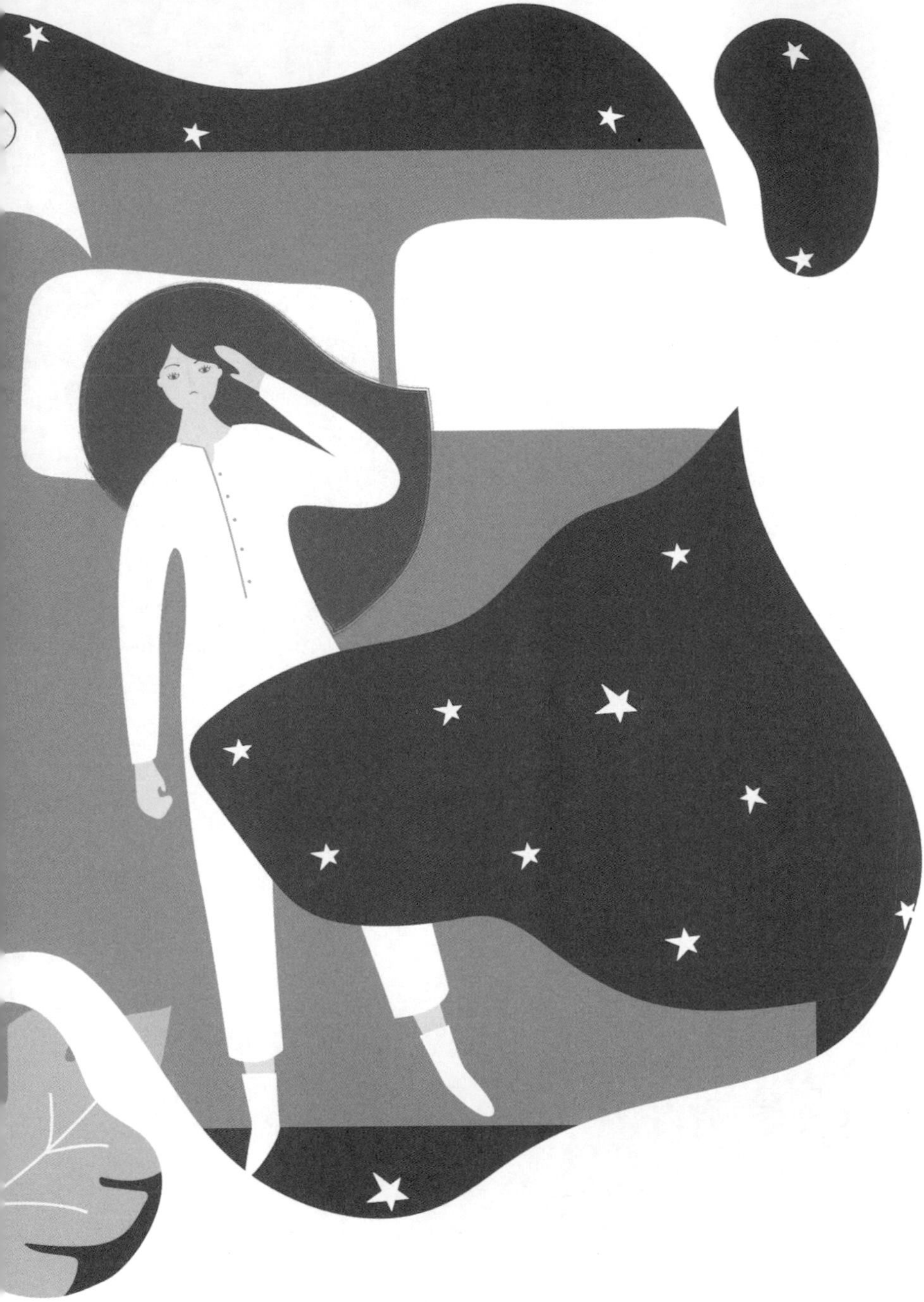

5

不可輕忽的睡眠呼吸中止

個案描述

有位大學剛畢業的年輕人，都會陪奶奶來看病，奶奶長年咳嗽，他自己也常咳嗽，所以認為咳嗽可能是遺傳。這年輕人每次陪奶奶來都在旁邊打瞌睡，而且他很胖。我跟奶奶說孫子可能需要做檢查，看看是否有睡眠障礙。奶奶說他以前沒那麼胖，因為一直咳嗽去看醫生，醫生說他氣喘於是開始服用類固醇，但是咳嗽還是沒改善，而且越來越胖，晚上打呼很大聲，白天坐著就睡著。

安排了睡眠檢查後，發現他是重度睡眠呼吸中止，因為很胖所以呼吸道空間不夠，整夜睡覺有重度缺氧的情形，導致白天精神不濟，血壓也有變高。大部分醫師可能不以為意，認為胖容易有三高，忽略了這可能是睡眠呼吸中止所導致。後來也發現他一直咳嗽並不是因為氣喘，而是因為睡眠呼吸中止吸氣的時候胸廓有負壓，負壓有好有壞，負壓可以促進血液循環，但負壓若太強會讓胃酸容易逆流，導致慢性咽喉炎而引起咳嗽。接受了手術治療後，胃酸逆流的情形改善了，咳嗽的頻率也降低了，經筆者安排的運動和飲食計畫，從一百三十七公斤變成七十八公斤，白天也不再打瞌睡，目前是竹科的工程師。

7 從打呼到睡眠呼吸中止

有些人睡覺時會打呼，打呼是因為呼吸道的空間不夠，呼吸時產生擾流就會有鼾聲出現。換句話說，如果呼吸道空間夠的話，一般是不會打呼的。從正常到打呼、上呼吸道阻力症候群，甚至到睡眠呼吸中止，從最正常到完全阻塞，中間有不同的階段，統稱「睡眠呼吸障礙」，就像光譜分布一樣，中間可能有不同的問題。

第一個就是打呼，如果只是單純打呼，呼吸道阻力沒有提高，也沒有阻塞缺氧的情形，並不會造成睡眠的干擾。但是打呼會有一個問題，就是長期下來可能造成振動傷害，就像馬路上鑽地的工人，長期用鑽地機，鑽久後手會麻，因為神經已經被破壞了，甚至手指會變白，形成白指症，因為血管也被破壞了，血液循環變差。喉嚨也是一樣，有研究發現，呼吸道神經病變與長期打呼導致呼吸道受到振動的傷害有關，神經功能如果是正常的，睡眠呼吸中止的手術治療效果比較好；神經功能受損的話，手術治療效果會打折扣。

打呼時同時呼吸道阻力提高，即是打呼的另一個問題——「上呼吸道阻力症候群」，最明顯的症狀就是睡覺時沒辦法好好放鬆導致肌肉緊張，白天會腰酸背痛、肩頸痠痛、容易疲勞。「慢性疲勞症候群」或是「病態大樓症候群」（Sick Building Syndrome），很多其實都是上呼吸道阻力症候群引起的，因為睡覺時呼吸道阻力提高了，肌肉呈現緊繃疲勞，沒辦法放鬆，因為肌肉沒辦法放鬆，白天就會有腰酸背痛的情形。

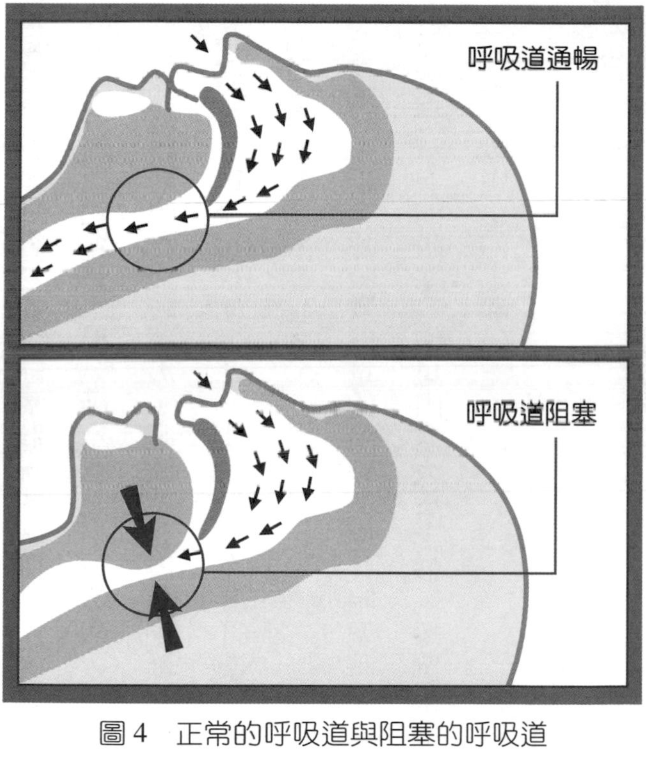

圖 4　正常的呼吸道與阻塞的呼吸道

再進一步，呼吸道就開始阻塞了。阻塞之後會有阻塞型的通氣不全，也就是阻塞之後氣流量會受到影響，容易產生缺氧狀況或睡眠中斷。睡眠中斷從上一階段上呼吸道阻力提高就容易出現，因為雖然是睡著的，但睡著後肌肉沒辦法好好放鬆，所以呼吸會比較費力，睡眠就會容易中斷。阻塞型的通氣不全呼吸會更費力，因為已經阻塞了，但此時缺氧還不嚴重，因為還是會持續呼吸，只是會斷斷續續塞住。

最嚴重就會產生睡眠呼吸中止，呼吸道已真的阻塞，而且阻塞時間比較長，一般要大於十秒才算是一次的阻塞，如果阻塞大於十秒，每個小時出現五次以上，就符合睡眠呼吸中止的定義。

7 睡眠呼吸中止的盛行率

威斯康辛大學流行病理學家楊（Terry Young）曾發表了一篇文章在

《新英格蘭醫學雜誌》（*The New England Journal of Medicine*），他調查二十到六十歲的族群，男性有百分之四，女性有百分之二，總計二十到六十歲的族群約有百分之六患有睡眠呼吸中止。如果加上兒童和六十歲以上的年長者，比例會更高，因為年長者的肌肉彈性比較差，睡覺壓迫呼吸道的機會比較高。兒童的睡眠呼吸中止主要則是因為扁桃腺還沒完全退化，如果沒有退化就會影響到呼吸道的空間，且兒童鼻過敏的盛行率也比較高，比較容易鼻塞，也會造成睡眠呼吸中止（關於兒童的睡眠呼吸中止詳見第 7 章）。所以加上兒童和六十歲以上的族群，睡眠呼吸中止的盛行率會比百分之六更高。

一般成人中男性的盛行率較高，但女性停經之後，男女比例則約為一比一。因為女性賀爾蒙會有保護作用，所謂保護作用是指可讓體脂的分布比較均勻，停經之後，體脂會往脖子、腹部、臀部堆積，往脖子堆積的話就容易壓迫到呼吸道而阻塞。

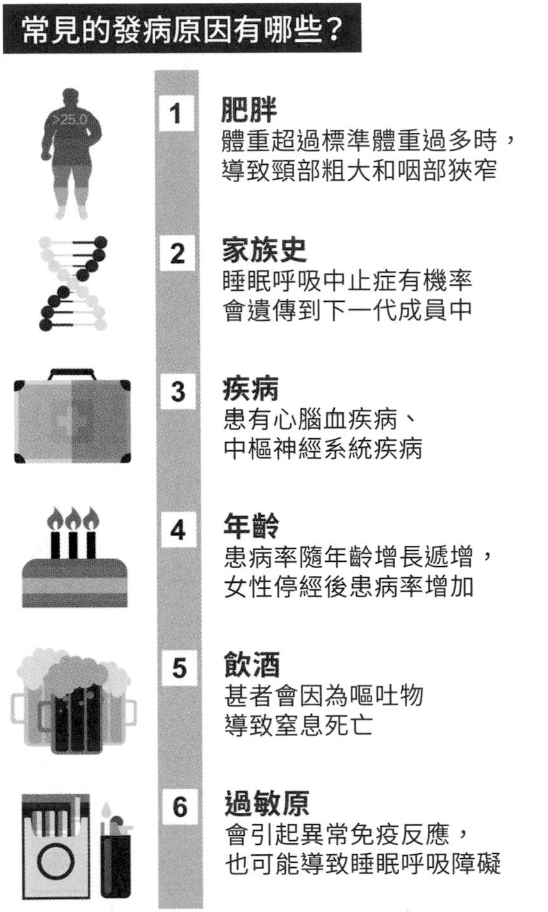
常見的發病原因有哪些？
>25.0
1 肥胖
體重超過標準體重過多時，
導致頸部粗大和咽部狹窄
2 家族史
睡眠呼吸中止症有機率
會遺傳到下一代成員中
3 疾病
患有心腦血疾病、
中樞神經系統疾病
4 年齡
患病率隨年齡增長遞增，
女性停經後患病率增加
5 飲酒
甚者會因為嘔吐物
導致窒息死亡
6 過敏原
會引起異常免疫反應，
也可能導致睡眠呼吸障礙

圖片來源：國際睡眠科學與科技協會暨北京服裝學院都會寢室專案組授權使用

圖 5　睡眠呼吸中止的常見發病原因

睡眠呼吸中止的影響

睡眠呼吸中止的影響很大，一般人每分每秒都在呼吸，沒有人會去想如果沒有呼吸的話會發生什麼事，但它的影響其實很多。因為長期累積的缺氧，產生心臟病、高血壓、中風的風險會提高三到四倍，白天也會覺得睡不飽，甚至越睡會越累，喉嚨也容易乾，因為用嘴巴呼吸，所以口乾舌燥、火氣大，可能也與睡眠有關。

睡眠呼吸中止影響的範圍很廣，最直接的影響就是心臟病、高血壓、中風，很多研究都已發表在學術期刊，有兩、三百篇以上，另外糖尿病、血脂肪（膽固醇）、性功能障礙、兒童成長曲線落後，也都與睡眠呼吸中止有關。睡眠呼吸中止也會有猝死的風險，當呼吸中止時間超過一分鐘以上時，就可能導致猝死。在睡眠檢查中常會看到有病人阻塞超過一分鐘。

睡眠呼吸中止與失智有關？

睡眠呼吸中止現在知道有兩個層面會影響失智症，一個是缺氧本身造成的問題，一個是腦脊髓液的循環變少。

很多研究指出，睡眠呼吸中止病患因為長期缺氧，導致失智的風險會提高。在失智之前腦部會有一些病變，腦神經會先衰弱、退化，最先受到影響的就是控制呼吸的大腦神經，正常情況自己可以控制吸氣，但如果大腦神經受損，想吸氣時可能沒辦法很順的吸氣。控制認知的大腦皮質也會受到影響，認知就是關於人、事、時、地、物，例如昨天晚上跟朋友去吃飯，會記得是跟誰吃、在哪裡、吃什麼、吃了多久等，這就是認知功能。但如果在長期缺氧的狀態下，認知功能就會受影響或會忘記，例如原本很常去的餐廳，去了之後不知道自己為什麼會在那裡，這都是認知功能出問題，容易導致失智的風險。

晚近也開始有研究發現，因為失智症本來就是乙型類澱粉蛋白（beta amyloid）和淘蛋白（Tau-protein）的沉積，這兩者都對腦神經有毒性，沉積越多，腦神經就越容易受損。後來發現缺氧會讓這兩種毒性物質沉積得更快，另外如果呼吸不順，吸氣可以促進血液循環，因為吸氣可以讓胸廓有負壓，使血液能回流，血液因為有心臟幫浦，所以就算沒有活動，血液還是可以回流，只是循環沒那麼好。淋巴系統就沒有心臟幫浦，所以淋巴的回流全部都是靠呼吸和肢體的活動，有些住院的病人連續在床上躺了兩三天，手腳就腫了起來，這就是因為沒有肢體活動，也沒有大量的呼吸，導致淋巴回流不好。

而這與失智症有關，因為腦脊髓液也沒有幫浦，需要靠呼吸去產生負壓，讓腦脊髓液可以流動。由於睡眠呼吸中止在睡覺時呼吸的次數會減少，減少後不只影響血液循環、淋巴循環，也會影響腦脊髓液的循環。腦脊髓液的循環不好的話，類澱粉蛋白和淘蛋白的代謝就會變慢，如果腦脊髓液的循環快的話，可以把這些毒性物質帶走，所以當呼吸變少了或是強度不夠，腦脊髓液的循環就會變慢，把毒性物質帶走的速度也就變慢。

ㄏ 睡眠呼吸中止的診斷與治療

睡眠呼吸中止如果是因為上呼吸道空間不夠，稱為阻塞型睡眠呼吸中止；如果是大腦呼吸中樞沒有放電，稱為中樞型睡眠呼吸中止。兩者的症狀都是沒有呼吸，只是一個是阻塞了沒有氣流通過，一個是大腦的呼吸中樞沒有放電，這可以透過多頻道睡眠生理檢查來確定。

多頻道睡眠生理檢查包含電和氣的部分，電就是腦電圖、眼電圖、心電圖、肌電圖，氣包括口鼻氣流、氧氣濃度、呼吸的起伏。兩種呼吸中止都是沒有氣流通過，但中樞型也沒有胸腹呼吸的起伏，因為大腦呼吸中樞沒有下達指令。如果是阻塞型的話，會有呼吸的起伏，因為大腦呼吸中樞還是下令要呼吸，只是因為呼吸道塞住了導致無法呼吸。

兩種類型的治療方式不同。阻塞型睡眠呼吸中止必須要改善呼吸道的空間，治療方式包括手術與止鼾牙套。手術可以分兩類，一類是耳鼻喉科醫師做的手術，一類是睡眠外科醫師做的手術，前者的成功率大約四成，後者成功率可高達九成。手術是上呼吸道重建手術，有些人是鼻腔阻塞，有些人是喉嚨阻塞，有些人是舌根太厚，有些人是下巴骨架後縮等不同狀況，也有人可能同時好幾個地方狹窄，就必須做階段性的手術。手術治療復發的機率只有百分之二，如果變胖之後，空間可能會變狹窄，只要手術之後好好保養，復發可能性不大。

牙套的部分，主要是處理舌根阻塞或下巴後縮，如果這個病人不僅有舌根的問題，而且還有喉嚨空間狹窄或鼻腔的問題，這時戴止鼾牙套不會有任何效果。所以不管是牙套或手術，都有一定的適應症，不是只要打鼾戴了牙套就有效，還是要看哪裡阻塞來決定治療方式。

至於中樞型睡眠呼吸中止就要找原因了，有些可能是大腦本身的病變，例如腫瘤壓迫到呼吸中樞，使其無法正常運作，或是有些是中風之後，呼吸中樞受損等。中樞型開刀沒有用，因為與呼吸道狹窄無關。中樞型除了先找原因，檢查是否腦部有病變，接下來會使用雙水準的正壓呼吸器，來減少大腦呼吸中樞沒放電使呼吸暫停的狀況。

另外還有失眠同時又睡眠呼吸中止的案例，這兩者同時存在的話，治療上會比較複雜一些。因為治療呼吸中止的方式不是吃藥，有些年長的人不適合開刀，就需要戴正壓呼吸器，他本來就睡不著了，戴一個呼吸器更睡不著。所以需要階段性的治療，先治療失眠，再治療睡眠呼吸中止。

7 使用呼吸器的問題

一開始戴呼吸器時，很多病人會不習慣，戴了反而更睡不著。有些人雖然戴了能睡著，但會產生不舒服的感覺，像是會腹脹，因為正壓打進去可讓睡覺時阻塞的呼吸道打開，但有些壓力會打進食道，就會脹氣。如果有這個問題時要跟醫師反映，醫師會看狀況將壓力調低一點，但也要考量治療效果，如果調太低治療效果會比較差。

另一個常見的狀況是面罩會漏氣，如果漏氣很多時也會影響治療效果，而且聲音會很大而把人吵醒。面罩漏氣時，機器會感應到治療的效果不好，於是會將壓力調高，壓力太高的話人就會被打醒。建議在上床睡覺時，先將呼氣器戴上並把機器打開，試著往左右翻身，如果面罩都沒有歪掉的話，表示不會漏氣，可以安心入睡。如果會歪掉，則可先調整好鬆緊後再入睡，以免發生漏氣。

在戴呼吸器的時候，機器會偵測須給多少壓力，所以不只人要適應機器，機器也會去適應人，就像騎馬一樣，人要知道馬的特性，馬也會去適應人的特性。建議使用者不要去抵抗機器，要慢慢去體驗機器給你的治療模式，治療成功率就會大幅提高，如果去抵抗它就很難成功。

另外，還須注意清潔的問題。由於主機裡有個水箱，只要有水就會滋生細菌，建議面罩、管路和水箱都要每天清洗，至少一週消毒一次，如果能三天消毒一次會更好。消毒用一般的肥皂水或沙拉脫即可，畢竟臉上會出油，呼出來的氣體會有蛋白質等，所以需要定期清洗。有些人沒清洗，戴上去就會有臭味而影響睡眠情緒。機器則須定期維修，裡面的濾棉須定期更換。

很多病人使用了呼吸器後，都覺得白天的精神狀況變很好，有一位老先生用了三個月後，血脂肪都變低了，醫師說可以不用再吃藥了。血壓降低是最常見的，半夜尿量減少也很常見，很多睡眠呼吸中止的人半夜都要起來上廁所，戴了呼吸器後很明顯晚上都不用起來上廁所。

7 睡眠呼吸中止的預防與改善

鼻過敏的控制是很重要的，鼻塞會導致睡眠中缺氧。減重也可以預防睡眠呼吸中止的產生，如果已經有睡眠呼吸中止，減重也可以讓呼吸中止的情況減少；但光靠減重是不能治療睡眠呼吸中止的。

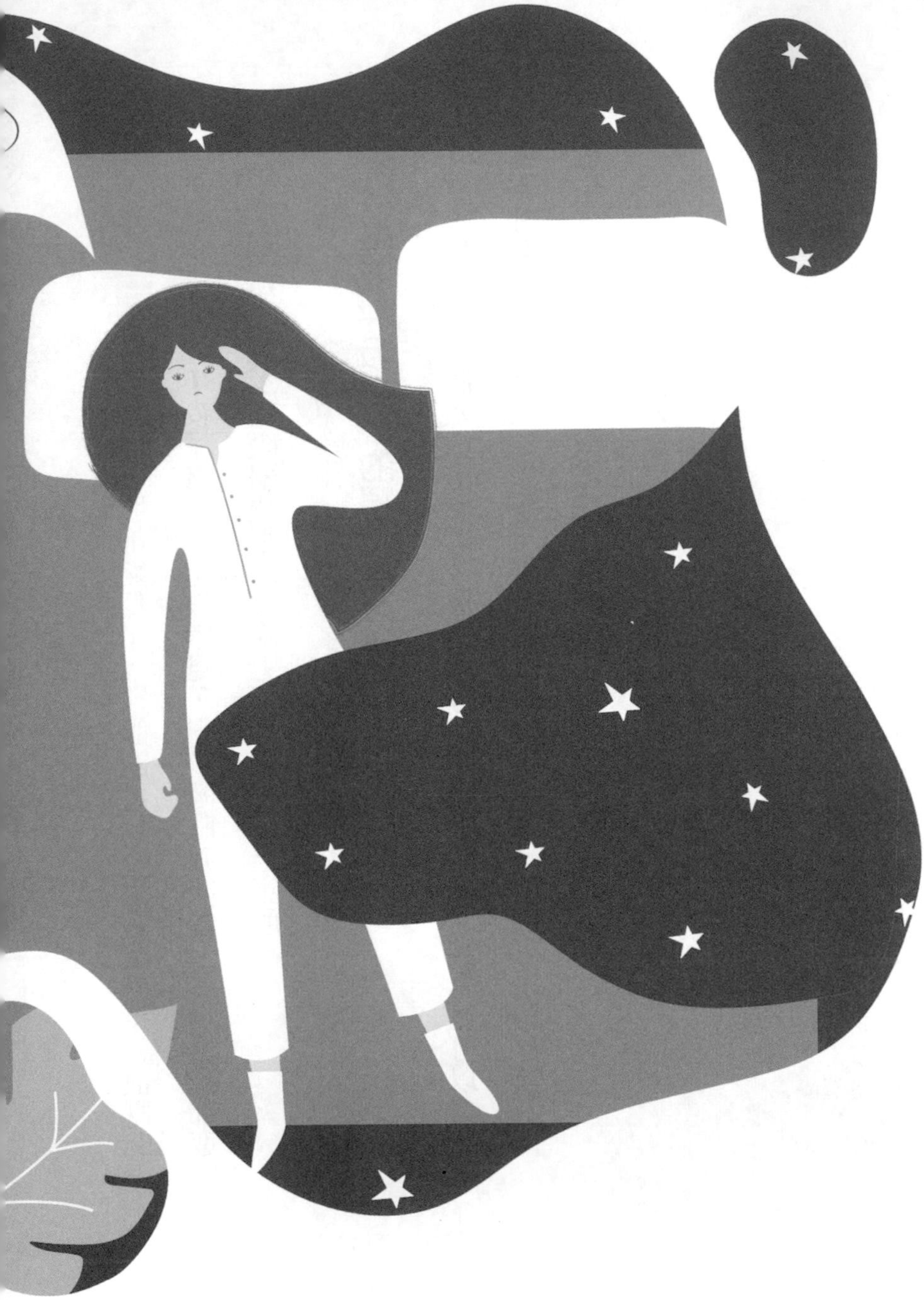

6 各種睡眠疑難雜症

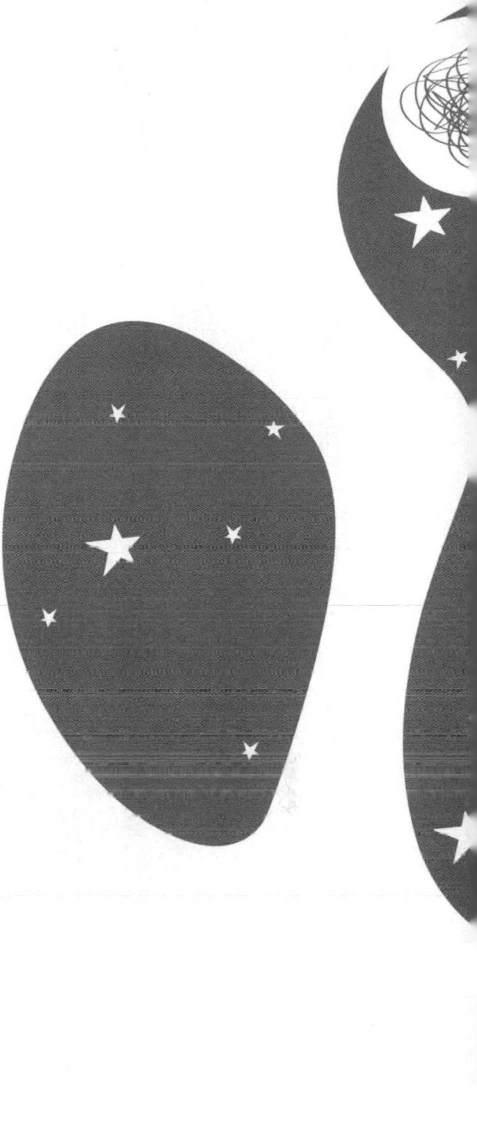

7 突然睡著的猝睡症

症狀

猝睡症（Narcolepsy）是一種會發生嚴重嗜睡症狀的睡眠疾病，其典型臨床表現有以下四個症狀：

・嗜睡

第一個最明顯的症狀是白天不可抗拒的嗜睡發作，可能發生於吃飯、行走、談話等任意時間，尤其當外界刺激減少時更容易發生。雖然短暫的小睡可使精力恢復，但維持清醒時間短。

・猝倒

第二個症狀是猝倒（Cataplexy），典型的猝倒發作是指雙側肢體突然出現肌肉無力、肌張力下降，不伴隨意識喪失，百分之六十到九十的猝睡症患者有此症狀。典型的猝倒發作容易被積極情緒如興奮、驚奇、大笑所誘發。猝倒發作一般持續幾秒至幾分鐘不等，發作期意識清楚但身體卻不能動彈。多數患者在猝倒發作前會意識到即將發生，因此很少出現因倒地而受傷的情況。

・幻　覺

第三個是睡眠幻覺，多發生在入睡前或睡醒前，包含聽幻覺或視幻覺，例如聽到完全不存在的聲音、看到不存在的面孔。

・鬼壓床

第四個是鬼壓床，也就是睡眠癱瘓（詳見第2章）。鬼壓床與作夢沒什麼關聯，但與作夢類似的是肌肉是沒有張力的而大腦卻在運作，也就是半夢半醒的狀態，大部分會出現視幻覺或聽幻覺，知道自己是清醒的但是沒辦法動，想要發聲也叫不出聲音。

猝睡症會出現上述四種症狀，但不一定四種都會同時發生，一定會發生的是不可控制地隨時隨地睡著這個症狀，另外三個則是常會發生的，尤其是猝倒。事實上，僅有百分之十的患者會同時具有上述四種症狀。

值得注意的是，猝睡症患者出現以上典型臨床表現時容易診斷，但當患者出現或合併一系列非典型症狀時，如肥胖、失眠、阻塞型睡眠呼吸中止症、快速動眼期行為異常、注意力不足過動症等，會容易被忽略，從而影響部分患者治療，出現認知功能下降、焦慮、憂鬱甚至帕金森氏症等。

病因和發病機制

美國史丹福大學曾研究猝睡症而獲得諾貝爾獎的提名，他們養了一群猝睡症的狗，狗奔跑一會兒就會睡著。因為這些狗的貢獻，研究出猝睡症的發病機制。猝睡症發病的機制與腦脊髓液的食欲素（orexin）有關，其核心病理機制是下視丘食欲素神經元喪失。食欲素是腦髓液的神經傳導物質，也是促進清醒的神經傳導物質。猝睡症患者有兩種不同型態，一種是食欲素的分泌不夠，就會嗜睡；另一種是食欲素的接受器如果無法正常接受食欲素的刺激，就算食欲素存在，但促進清醒的訊息還是傳不出去。

診斷和輔助檢查

由於猝睡症的症狀是白天控制不住的嗜睡，所以需安排一整個白天的多次睡眠潛時測試（multiple sleep latency test, MSLT），潛時就是開始入睡到真正睡著的時間。多次睡眠潛時測試一般要作五個回合，從一早開始，睡一個半到兩個小時，做小睡的檢測，看他從關燈到真正入睡的時間，快速動眼期何時產生。睡眠是從入睡到第一期淺睡，到第二期真正睡著，到第三期熟睡，到進入快速動眼期，正常的睡眠中，快速動眼期是最後才出現的，大約入睡後一小時才會出現，但猝睡症患者大約二十分鐘就會出現。在五次的睡眠潛時測試中，如果有三次以上在二十分鐘就出現快速動眼期，有猝睡症的機率就很高。

另外，猝睡症可以繼發於其他疾病，故應考慮病因診斷，引起猝睡症的病因多見於中樞神經系統疾病，如自身免疫性腦炎、下視丘腫瘤、缺血性或出血性中風、顱腦創傷等。

治療方式

大部分患者需要口服藥物控制疾病發作，治療日間嗜睡的藥物主要是莫達非尼，是目前美國食品藥物管理局（Food and Drug Administration, FDA）批准用於治療成人猝睡症的首選藥物，其主要通過啟動下視丘覺醒中樞、興奮下視丘食慾素神經元，達到催醒作用。藥必須持續吃，無法停藥，但只要持續吃藥，猝睡症就會大大減輕。這個藥臺灣也有，但為孤兒藥（病人人數很少），健保有給付但須透過專案申請。因為藥很貴，如果沒有健保給付，病人的負擔會很重。

對於猝睡症的患者，目前尚無明確治療方法能夠完全緩解患者的主要症狀，行為治療與藥物治療同樣重要。猝睡症的總體治療目標為：

1. 減少白天過度睡眠、控制猝倒發作、改善夜間睡眠。
2. 調節心理行為，幫助患者盡可能恢復日常生活和社會功能。
3. 盡可能減少猝睡症的伴隨症狀或疾病。
4. 減少和避免藥物干預帶來的不良反應，盡量減少患者誘發因素。晚上充足的優質睡眠和十五到二十分鐘的午睡，可以緩解日間嗜睡。

睡覺時會抖動的週期性肢動症

週期性肢動症（Periodic Limb Movement Disorder）是在睡眠過程中出現不自覺地週期性抖動肢體的症狀（以下簡稱肢動症）。

個案描述

曾有位肢動症患者在睡覺時被家人注意到，他的下肢或腳會動來動去，家人擔心他在抽筋或者是癲癇發作，於是帶著患者去睡眠中心找醫師診斷，經過醫師的問診和多頻道睡眠生理檢查後，發現他並不是抽筋或癲癇，而是肢動症。

症狀

肢動症以前被稱為睡眠肌陣攣或夜間肌陣攣，被描述為發生在睡眠期間的重複性肢體抖動。肢動症的主要臨床表現為在睡眠過程中出現週期性反覆發作的肢體抖動，常發生於下肢，以脛前肌的收縮為主。在一些病人中，肢體抖動也會發生在上肢。肢體抖動至少會連續三次以上，呈反覆週期性發作，每次發作持續數分鐘至數小時。此種抖動是不自覺的，與抽筋不一樣，抽筋是肌肉會攣縮、會引起疼痛，但抖動不會痛。肢體抖動可在夜間睡覺的任何時間發生，但以上半夜多見，常發生於淺睡期，改變睡姿後可緩解。嚴重頻繁的肢動症會造成睡眠穩定性變差，使睡眠結構不完整，睡眠品質就會下降。

肢動症患者白天的表現為控制不住地抖腳，肢體靜止一段時間會感覺不舒服，需要走動或抖腳才會覺得舒服，這是發生在白天的「不寧腿症候群」。睡覺時發生的肢動症與白天的不寧腿症，有很大一部分是重疊的，也就是白天如果有不寧腿症，晚上就會有肢動症。

大約百分之四的成年人患有肢動症，但在老年人中更為常見，尤其是老年女性。肢動症的盛行率會因為年齡增長而明顯增加，六十五歲以上的人中，超過百分之三十的人會出現肢動症；七十歲以上的族群，有超過一半睡覺時手腳會抖動。肢動症在猝睡症和快速動眼期行為異常患者中很常見，在阻塞型睡眠呼吸中止患者和呼吸器治療開始時也可能出現。事實上，大多數病人並沒有意識到肢體的不自主運動，多半是被枕邊人指出有肢體抽搐。患者經常從睡眠中醒來，會有日間疲勞和／或日間嗜睡的狀症。

原因

肢動症的確切病因尚不清楚。以前的研究指出，缺鐵的族群比較容易產生肢動症，後來的研究發現攜鐵蛋白的量才是關鍵。攜鐵蛋白、鐵質、攜鐵蛋白的攜鐵能力有不同的指數，但最後有同樣的呈現結果，就是身體對於鐵質的利用率是否足夠。我們可將攜鐵蛋白想像成一艘軍艦，將鐵質想像成士兵，攜鐵蛋白的攜鐵能力就是船的大小，如果這艘船很大，但船隻很少，把士兵帶去戰場的能力也就很小；如果船隻量足夠，但船太小，能載士兵的量也是不夠的；或是士兵的總量本來就不夠，這三個因素會導致肢動症的產生。

但不是所有肢動症都是因為攜鐵蛋白或是鐵質的問題而導致，有一部分是因為神經的異常放電。在睡眠障礙中很少會有遺傳基因，但肢動症與不寧腿症較特別，有家族遺傳性。

診斷與治療

患有肢動症的人通常不知道他們白天過度嗜睡的原因，他們的肢體抖動是由枕邊人發現的。肢動症的診斷多是透過多頻道睡眠生理檢查，偵測其肢體在睡眠中抖動的情形和次數，如果一個小時大於十五次，就符合肢動症診斷。但肢動症不能僅以多頻道睡眠生理檢查進行診斷，需要獲得完整的病史並考慮可能的鑒別診斷。至於治療方式，如果缺鐵就是要補鐵；如果是神經異常放電，就用藥物讓神經比較穩定，建議患者要多運動，讓肌肉與神經的穩定度提高。

預防與改善

在日常生活中，患者可以做一些適當的調節以減輕症狀：

1. **在睡覺前進行適當運動**：特別是腿部的運動。
2. **避免接觸刺激性物質**：例如尼古丁、咖啡因等。此類物質具有興奮中樞神經的作用，可能會加重肢動症症狀。患者在白天應該盡量少接觸香菸、少吃巧克力或其他含咖啡因的食物。在晚上一定要避免接觸香菸、咖啡、濃茶與酒精等。
3. **促進腿部血液循環**：例如用溫水泡腳等。
4. **注意藥物的相互作用**：有幾種藥物已知會使肢動症惡化，包括一些抗憂鬱藥、抗精神病藥和抗組織胺。

7 惱人的夜間磨牙

磨牙是在睡眠期間出現的磨牙症狀，與肢動症有相似之處，兩者都是在無意識狀態下出現的肌肉收縮。不同之處在於兩者肌肉收縮的部位不一樣，肢動症是肢體肌肉的收縮，磨牙則是咬合肌的收縮。

個案描述

小王從高中開始出現磨牙症狀，隨著年齡的增加，越來越厲害，整夜都會磨牙，聲音越來越大，像老鼠咬木頭一樣。起初，周圍的人說是因為肚子裡有蛔蟲，但吃了驅蟲藥也沒有好轉。他的磨牙不僅影響同寢室友的休息，而且第二天起來他也會覺得牙齒不舒服，時間久了，牙齒甚至出現了鬆動。

為什麼有人睡覺會磨牙？

磨牙在兒童中很常見，但通常在成年後就會消失。兒童的總體患病率約為百分之十四到百分之二十；在十八到二十九歲的人群中患病率約為百分之十三；成年人的總體患病率為百分之八，六十歲以上的人則較少會磨牙，患病率下降到百分之三左右。磨牙是一種大腦的活動，是因為在睡著之後，大腦控制咬合肌的肌肉皮質沒有完全放鬆，還有些活動，導致咬合肌出現咬合的動作，就會產生磨牙。

起初睡眠醫學界認為，磨牙對身體沒有特別的影響，唯一要注意的是牙齒不要被磨損，如果做睡眠檢查發現有磨牙，會建議戴防止牙齒磨損的牙套，以保護牙齒。但後來有一部分的研究認為，磨牙其實跟缺氧有關係，因為呼吸中止缺氧之後，交感神經會比較亢奮，肌肉就會產生一些活性，所以後來有研究認為磨牙與呼吸有關，例如榮總就有研究指出，在睡眠呼吸中止發生之前，比較容易產生磨牙，也就是說磨牙可能是睡眠呼吸中止的一個警訊，雖然呼吸道還沒有完全阻塞，但阻力已提高，呼吸開始不順，交感神經已經亢奮，肌肉就開始收縮。

肌肉表現在咬合肌就是會磨牙，如果表現在喉嚨，若喉嚨的肌肉到大腦的迴路是正常的話，因為阻力提高導致會有一個反射動作，可以讓喉嚨擴張的肌肉作用，這時就可以避免呼吸中止的產生。該研究獲得了美國睡眠醫學會研究人員獎，研究振動傷害引起喉嚨神經的病變，如果神經沒有病變，那個迴路就可以完整運作，能減少呼吸中止的產生。

下列因素會增加磨牙的風險：

1. **壓力**：焦慮或壓力的增加會導致磨牙。
2. **人格類型**：具有侵略性、競爭性或極度活躍的性格類型者，會增加磨牙的風險。

3. **藥物和其他物質**：磨牙可能是一些精神藥物如某些抗憂鬱藥的罕見副作用。

4. **不良生活習慣**：吸菸、喝含咖啡因的飲料或酒精，或濫用藥物可能會增加磨牙的風險。

5. **有磨牙的家庭成員**：磨牙往往呈家族遺傳性。如果你有磨牙，你的其他家庭成員中也可能會患有此症狀。

6. **身心疾病**：磨牙可能與一些精神疾病和身體疾病有關，例如帕金森氏症、阿茲海默症、胃食道逆流、癲癇及注意力不足／過動障礙。

診斷與治療方式

磨牙表示肌肉沒有放鬆，睡眠品質相對也會受到影響，沒辦法有穩定的睡眠結構。如果睡眠品質主觀上沒有受到影響可以不用就醫，但如果家人有觀察到磨牙次數很頻繁，建議可先做牙套，避免牙齒磨損。如果要進一步尋找病因，就要去睡眠專科做多頻道睡眠生理檢查，看肌電圖可知肌肉是否有收縮。

治療方式一般是戴牙套，如果想要減少磨牙的產生，還是需要服用藥物，和肢動症一樣，使肌肉不要異常收縮。如果是因為壓力大導致磨牙，可以透過學習一些促進放鬆的方式來避免這個問題，例如冥想。如果磨牙與焦慮有關，可以透過諮詢精神科醫師或心理諮商師獲得協助。

半夢半醒的夢遊

個案描述

二〇一〇年，英國人湯瑪斯（Brian Thomas）被控告謀殺，原因是其在睡夢中與入侵者搏鬥，結果在露營車裡將自己的妻子勒死。三位精神科醫師鑒定了湯瑪斯的精神狀況後，確定他是一位夢遊症患者，法官最終宣判湯瑪斯無需對他的行為承擔責任。據悉，湯瑪斯從小就有夢遊症，經常發現醒來後身體受傷，曾經還在睡夢中到附近的一條河中游泳。近幾年，他的睡眠障礙越發嚴重，此次事件發生前他已經停用抗抑鬱藥和肌肉鬆弛劑一週了。

為什麼有些人會夢遊？

夢遊（sleep walking）是指在睡眠中突然起床進行活動，之後又繼續睡，醒後對睡眠期間的活動一無所知。夢遊發生在慢波睡眠的時候，慢波睡眠屬於第二、第三期，與平常作夢的週期不一樣，作夢發生在快速動眼期，此時身體肌肉是全部放鬆的，所以不會產生夢遊，因為夢遊時肌肉是有張力的。慢波睡眠常集中於前半夜，故夢遊常發生在睡著後的兩到三小時。夢遊多發生在兒童身上，尤其是五到七歲的兒童，症狀通常會持續數年，進入青春期後多能自行消失，只剩下約百分之零點五的成年人會出現偶發性的夢遊。夢遊有一定的遺傳性，通常男多於女，可能與大腦發育延遲有關。

在第三期腦波很慢的時候，此時身體的肌肉還有張力。因此，夢遊發作時患者表現很茫然，目光呆滯，可能起來走動，甚至開冰箱拿東西吃，但是他自己不會知道。雖然沒有意識，不過因為家裡是熟悉的環境，少部分夢遊者可能會撞到東西而跌倒，但大部分不會，夢遊完會自己回到床上、把棉被蓋好繼續入睡。在夢遊過程中，如果試圖與夢遊者交談，通常相對無反應，並且很難喚醒他。

夢遊者無論在發作中醒來還是隔天早上清醒後，對夢遊都不會有記憶。夢遊者會有很多不經大腦的反射動作，很多動作可以在夢遊過程中完成。因為夢遊比較特殊，很多電視或電影都曾出現過夢遊的情境，即使很多人對睡眠不太理解，但提到夢遊大部分人都會知道。夢遊也是一種腦神經不穩定的狀態，通常不建議將夢遊者叫醒，因為腦波處於熟睡期狀態，如果突然把他叫醒，他會嚇到，對心理狀態會有負面影響。如果發現家人夢遊，建議將他帶回床上，讓他繼續睡，會是比較推薦的作法。

診斷與治療

夢遊英文為 sleep walking，另外還有 sleep eating，也就是在夢遊時會自己走到廚房或打開冰箱找吃的東西，雖然是沒有意識的，但他知道冰箱在哪裡。另外還有 sleep shouting，是指睡到一半會大吼大叫，但不會有暴力行為。這些都被歸類為「異睡症」（Parasomnia）。

夢遊雖然是睡著的，但因肌肉沒有放鬆，所以會影響到睡眠品質。診斷要做多頻道睡眠生理檢查，除了做腦電、心電、眼電、肌電及呼吸的檢查外，同時還會有全程攝影，才能精確地診斷。如果沒有攝影機，肌電圖也可以協助，當他在動的時候，肌電圖會很亂，腦波也是亂的。

夢遊的治療方式一般來說要先找原因，大部分兒童的夢遊與心理社會因素相關，例如日常生活紊亂、環境壓力、焦慮不安及恐懼情緒、家庭關係不合、親子關係欠佳、學習緊張及考試欠佳等。這時候解除患者心理壓力為治療的關鍵，有時不需要特殊治療，隨著年齡的增長，個人處理心理壓力的功能發展完善後，夢遊症狀會自行停止。

此外某些疾病也可能與夢遊的發生有關，例如心律失常、癲癇、不寧腿症、胃食道逆流、哮喘、睡眠呼吸中止、腫瘤壓迫到睡眠中樞等，所以要先找原因，對於原發疾病引起的夢遊，控制疾病很重要。如果檢查後沒有特別狀況的話，可以口服藥物（小劑量安定類藥物）減少夢遊發作次數。睡眠時間包含不同週期，不同藥物可以增長或縮短特定週期，例如安眠藥可以讓睡眠時間增長，而治療夢遊則主要是讓慢波睡眠的時間縮短。

7 把夢境當成現實的快速動眼期行為異常

快速動眼期行為異常和夢遊相似，都是發生在睡眠中不合時宜的行為，但是夢遊發生在慢波睡眠期，快速動眼期行為異常則是發生在快速動眼期，兩者的臨床表現和睡眠監測有很大的差別。

個案描述

以前在史丹佛有一個病患，他是日本老兵，因為戰敗，所以整連兄弟都切腹自殺，只有他一人沒有自殺，所以心裡很愧疚，認為當時自己也應該要切腹。後來他移民到美國，每天晚上都上演切腹的夢境，導致家人很困擾，後來就醫診斷出為快速動眼期行為異常。

快速動眼期的特徵

快速動眼期有三個特徵，一個是肌肉完全沒有張力，所以人不會動。第二是大腦的運作比其他睡眠階段頻繁，腦波的活動與清醒時很接近，所以這個週期又稱為「奇異睡眠」（paradoxical sleep），因為雖然是睡著，但腦波與第一期淺睡或清醒時接近。第三是眼球會快速轉動，一開始被研究時，研究人員發現此時眼球會快速活動，故稱之為快速動眼期。

快速動眼期在正常狀況下，最重要的功能是記憶的形成與固著，它是在複習白天發生的事情。如果是生病的情況，就是快速動眼期行為異常。如果快速動眼期被剝奪的話，剝奪是指可能因睡眠疾病導致無法進入快速動眼期，或可能是環境因素、工作壓力等而無法進入快速動眼期，記憶力就會下降，且因睡眠品質不好，白天的專注力也會受到影響。

研究認為，沒有快速動眼期睡眠意味著沒有作夢，作夢就像是大腦中的一個安全閥，幫助人們宣洩白天無法釋放的情緒。有科學家曾做了一項研究：如果在受試者每次進入快速動眼期時都將其叫醒，會導致受試者出現焦慮、易怒和注意力難以集中等問題。

快速動眼期行為異常的症狀

有時我們會說夢話，夢話發生在快速動眼期的作夢時間，與 sleep shouting 不一樣。雖然兩者可能有重疊，例如在快速動眼期作夢時夢到在大喊，於是就喊了出來。說夢話基本上是夢境比較激烈，強度達到一定程度，而把夢境表現出來。說夢話通常是沒有傷害的，只是可能會吵到枕邊人或家人，有時會大喊大叫，再進一步就會形成一種病——快速動眼期行為異常，症狀是會把夢境表演出來。這與夢遊不一樣，快速動眼期行為異常是發生在快速動眼期，夢遊則是在第三期熟睡時形成的，而且夢遊的人其實沒有在作夢，只是會起來走動。典型的快速動眼期行為異常是在入睡後至少九十分鐘出現，發作頻率無規律可循，從每兩週一次到連續幾晚每晚四次都有可能。

快速動眼期行為異常的主要症狀就是把夢境演出來。在快速動眼期的時候，正常人肌肉應該是完全沒張力的，但是行為異常患者會有張力，所以就會把夢境演出來，手腳會有動作。正常人無論夢境多麼激烈，肌肉是沒有張力的，不會把夢境演出來。

快速動眼期行為異常患者肌肉之所以會有張力，是大腦神經的連接出了問題，和之前提過的鬼壓床一樣。睡眠中出現快速動眼期行為異常的人，他是在作夢，夢境是清晰的，這時可能會有危險性，因為他會將夢境表演出來，有時可能會有很激烈的動作，甚至有暴力行為，或使自己受傷，如用拳頭搥牆，或夢到自己跳樓，就跳下來撞到傢俱。伴侶的勸阻可能會加入夢境，被當作是危險或不友善的襲擊，因而約有五分之一患者的伴侶會因此受到攻擊。

此外，患者在睡眠期間還可能講話、尖叫等，不過只有大約一半的患者知道自己在睡眠時有這些異常行為。這與夢遊是不一樣的，夢遊不會有暴力行為，也比較少出現危險狀況，除非被東西絆倒。快速動眼期行為異常患者出現肢體運動前，就開始出現鮮明的惡夢，內容往往涉及被野獸追逐、和別人打架、夢見已故親友等，常是不愉快的內容且情節激烈。

由於快速動眼期行為異常可能會導致危險發生，當家人出現這種狀態時，首先應安撫他，讓他先回床上去，再把他叫醒。因為如果在作很劇烈的夢時突然被叫醒，他會因場景轉換太快而非常驚慌。

診斷與治療

診斷方式為多頻道睡眠生理檢查加攝影機，這兩者相結合有助於捕捉患者睡眠時的異常行為。治療以藥物為主，但首先要排除掉腫瘤或其他大腦異常狀況的原發問題。最常見的藥物為低劑量的氯硝西泮或高劑量的褪黑激素。

快速動眼期行為異常的首要治療目標是，盡量減少受傷的可能性，並消除不愉快的夢境。改變睡眠環境是維護快速動眼期行為異常患者及其伴侶睡眠安全最基本的步驟，可能造成傷害的物品，包括床頭櫃、桌子和任何尖銳物體，都需要從房間內移出。傢俱的邊角加裝防撞護條，床鋪應遠離窗戶，並將窗戶鎖閉。可降低床的高度，或直接將床墊放到地板上，以免墜床而受傷。在夢境行為得到控制以前，患者的伴侶最好與其分房睡。對於情況較嚴重的患者，可考慮使用睡袋降低暴力行為發生的可能性，並減少墜床或離開床鋪的機會。

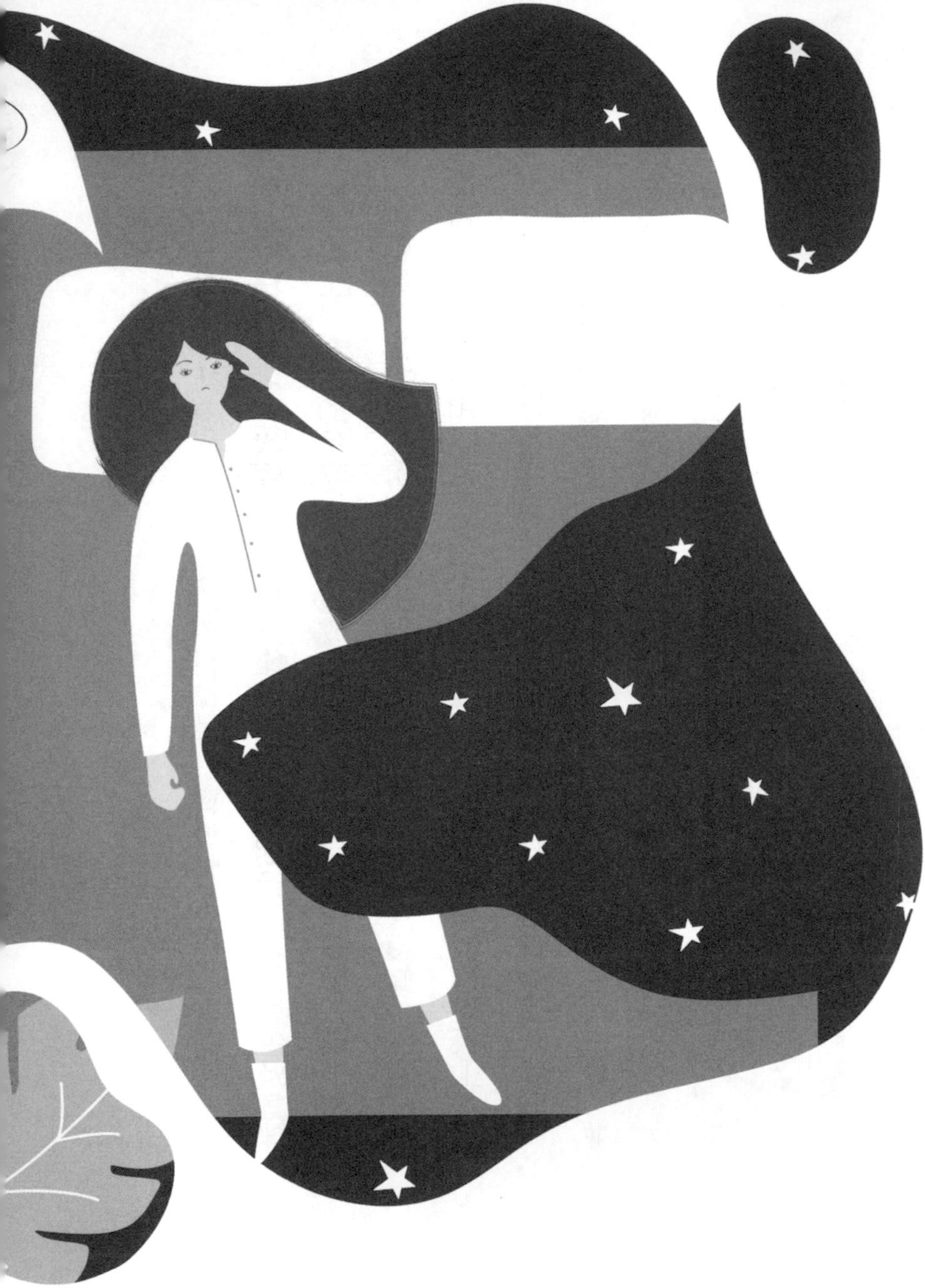

7 兒童與老年人的睡眠問題

兒童的睡眠問題

睡覺時會分泌生長激素，所以睡眠會影響兒童的成長。正常的睡眠結構是從淺睡期到熟睡期，再到快速動眼期。兒童生長激素的分泌是在熟睡期，所以如果睡不好或是睡眠呼吸中止，導致沒辦法進入熟睡期，生長激素分泌的時間就會縮短，甚至沒辦法分泌。所以兒童的睡眠問題不可輕忽，以下介紹幾種常見的兒童睡眠問題。

兒童的行為性失眠

前面提到失眠有十一種亞型，其中包括兒童的行為性失眠，因為他睡前的行為，導致他睡不著。例如睡前打電動玩得太 high，或看電視看得太入迷，媽媽說睡覺時間到了叫他去睡覺，但他的大腦還停在亢奮的情境中，就會產生兒童的行為性失眠。因此，睡前三小時盡量不要讓兒童看手機、較激烈的節目等，有助於預防此種失眠的發生。

睡眠呼吸中止

兒童的睡眠呼吸中止原因與大人一樣，都是呼吸道的空間不夠，但臨床表現和大人不同。大人睡眠呼吸中止最明顯的症狀就是打呼，但兒童因為呼吸的力道比較弱，所以打呼情形會少很多，不一定會打呼，而是會倒抽一口氣或呼吸阻力提高，出現呼吸比較費力的狀況。例如兒童因為扁桃腺增生太大阻塞了氣道或是鼻塞，用力吸氣之後胸部會往內凹陷，一般正常人吸氣之後胸部是往上突出的，但兒童因為上呼吸道阻塞，所以當他吸氣時，胸部會往內凹陷、腹部往上提，導致胸腹呼吸不協調，所以兒童的呼吸與大人的呼吸症狀會有些不一樣。

兒童如果阻塞大於十秒，每個小時出現一次以上，就符合睡眠呼吸中止的定義。兒童比較容易出現中樞型的睡眠呼吸中止，因為腦部呼吸中樞的發育還不完整，無法持續放電，而導致呼吸中止。另外與大人不同的是，兒童發生睡眠呼吸中止的男女比例約一比一，而在成人發生睡眠呼吸中止的比率，男性比女性多六到八倍。

個案描述

兒童的睡眠呼吸中止治療的首選是手術，且效果好。有個小孩有睡眠呼吸中止，但阿公阿媽捨不得讓孫子開刀，後來請他們到門診來向他們說明，給他們看X光，孫子的扁桃腺真的很大，睡覺都用嘴巴呼吸，請他們在家裡多觀察孫子睡覺的情形，他們才發現這對孫子的影響非常大。手術之後，孫子的睡眠呼吸中止完全消失，過敏問題改善了，白天精神也變好，原本懶散、無法專心的情況有改善。在學校跟同學的互動也變好了，成績也提升了。

很多人誤認為睡眠呼吸中止僅發生在肥胖者身上，其實不然。另一案例就是一位瘦小的妹妹，有人覺得那麼瘦不可能會患有睡眠呼吸中止，但檢查後仍確診，一樣是手術完之後效果很好，後來媽媽還特別傳了一則簡訊到診所，感謝醫師讓女兒沒有輸在人生的起跑點上。

很多家長覺得小孩學習成績差就是笨，其實真的要幫他找原因，尤其要注意孩子白天的症狀和睡覺時的症狀，因為他們睡著後自己不會知道，大人必須充實睡眠相關的知識，才能幫助孩子。

嬰兒的睡眠問題

嬰兒的睡眠時間要比成年人高出很多，只有充足的睡眠才能保證寶寶身體的正常發育。嬰兒生長發育所需的生長激素，只有在睡夢狀態時才能達到高水準分泌。一般情況下，寶寶年紀小沒有生活負擔，所以睡眠的品質一般較好，是不會出現失眠現象的，但是也有一些例外。當嬰兒發生失眠的時候，一般會用哭鬧來表現。嬰兒失眠一定要積極尋找原因，一般包括生理因素、病理因素和心理因素。總體來說可能的病因包括以下幾個方面：

1. **缺鈣**：嬰幼兒缺鈣後會出現睡眠中易驚醒、夜汗多等情況，還可能會出現枕禿、頭髮稀疏、O形腿等症狀。多曬太陽促進鈣吸收、積極補充鈣劑、魚肝油，一般都可以改善鈣缺乏之。

2. **餵食過多**：有些父母擔心嬰兒會餓，而在睡覺前餵了較多食物；有些父母認為嬰兒夜裡哭鬧一定是肚子餓了，於是忙著餵奶，導致嬰兒夜間胃腸道負擔過重，消化不良，引發腹脹等症狀。這些都可能使嬰兒夜間睡不安穩，建議固體食物在睡前兩到三個小時餵，睡前一小時則要少喝一點奶。隨著寶寶年齡增大，可以夜間不再進食，讓胃腸消化道夜間得到全面放鬆，這樣睡覺就會更安穩。

3. **不良的生活習慣**：例如睡前玩得太興奮、睡覺作息不規律、夜間含著奶嘴睡覺等，這些不良生活習慣均容易導致嬰兒睡眠不穩，甚至失眠。建議家長在嬰兒哭鬧的時候，不要立即去抱，多數小孩半夜醒來幾分鐘後會再自然入睡。

4. **病理因素**：例如感染發熱、蚊蟲叮咬，很多嬰兒被叮咬後晚上瘙癢症狀會更加明顯，會不停地抓皮膚，由於嬰兒太小不會說出原因，只能用哭鬧來表達。另外，口腔潰瘍也可能導致疼痛，讓嬰兒睡不安穩。

5. **睡眠環境不適宜**：例如將嬰兒包裹過緊、夜間蓋被太熱或踢被後太冷，都會使嬰兒驚醒哭鬧。

肢動症

在還沒有睡眠醫學之前，有人認為小朋友在睡覺時手腳會抖動，是成長時神經會有異常放電的情形，但如果一小時次數超過十五次，其實就是肢動症。還有一些小朋友因為處於生長發育期，骨骼長得快，但肌肉長得沒那麼快，導致肌肉被拉扯，所以在睡覺時會覺得肌肉在痛，這是蠻常見的「成長痛」。白天時成長痛與兒童的不寧腿症比較相關，因為兒童可能會感覺下肢不適，但夜間睡眠後不會出現成長痛而影響睡眠。

磨牙

如果兒童磨牙，要注意牙齒磨損的狀況，還要注意成長曲線，如果睡眠結構不完整的話，生長激素分泌的量會受到影響。雖然這方面的研究還沒有很強烈的證據指出磨牙會影響成長，但睡眠品質仍會受到影響。

兒童如果有睡眠障礙，其白天的症狀與大人不同。大人白天是會想睡覺，甚至開車時容易打瞌睡而出車禍；兒童的睡眠品質不好的話，白天會沒辦法專心，無法靜下來坐著，而會以過動來表現。有兩成的過動兒是因為睡眠不好引起的，並不是真的過動。所以很多過動的兒童，醫師如果沒有評估他的睡眠狀況，直接開過動藥給他，是很不合理的。

老年人的睡眠問題

老年人的失眠不同於中青年的失眠特點，在病因和發病機制方面與精神因素關係不大，不像中青年那樣主要由精神負擔沉重、工作家庭壓力過大所致，也不像嬰幼兒由於身體發育而需要較多的睡眠，老年人失眠主要是與身體功能的衰老、大腦皮層改變和疾病有關。一般來說，隨著年齡的增長對睡眠時間的需求會相對減少，所以老年人的睡眠時間比一般人少，這是由大腦某一階段時的結構特點決定的。

另外，老年人的睡眠相位會前移，是一種睡眠相位異常。所謂「睡眠相位前移」，也就是吃完晚餐七、八點就開始打瞌睡了，天還沒亮就醒來，生理時鐘是整個往前移的。老年睡眠的第二個特徵是第二和第三期，尤其是第三期的熟睡期時間會減少，相對淺睡期就會增加；快速動眼期的比例

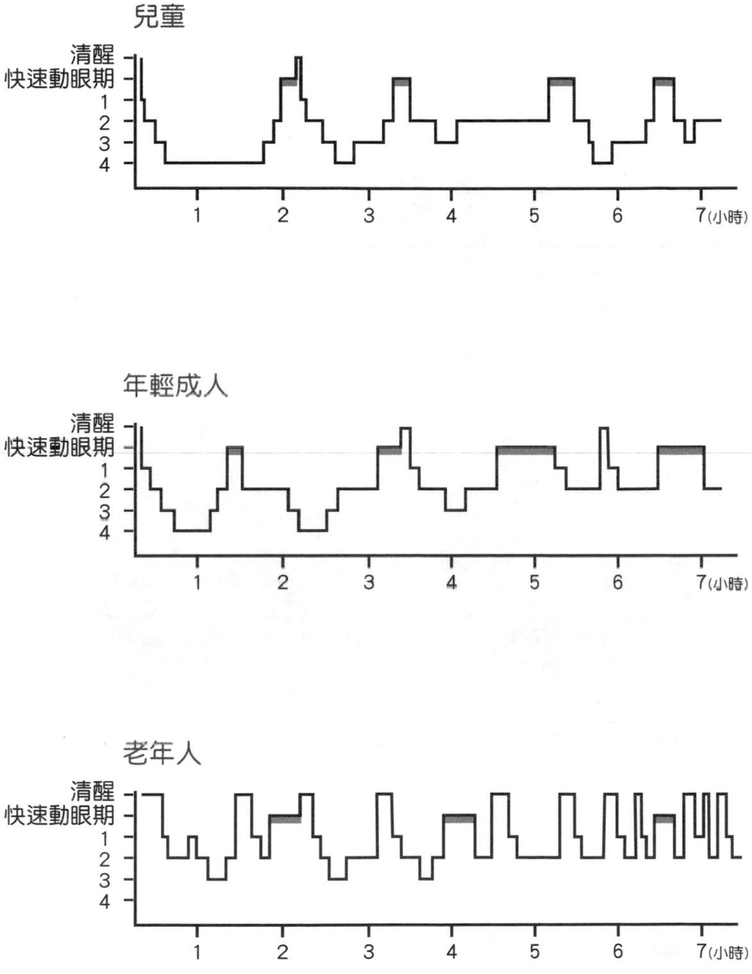

圖 6　各年齡層的睡眠結構

也會有變化。第三是睡眠結構相對會比較不完整，睡眠品質會比年輕人更差。

老年人的睡眠相位前移，可用光照治療的方式來改善。如果老人家吃完晚餐就開始打瞌睡，這時可以在入夜後加強光照，例如冬天五點半天黑，可能七點就想睡了，

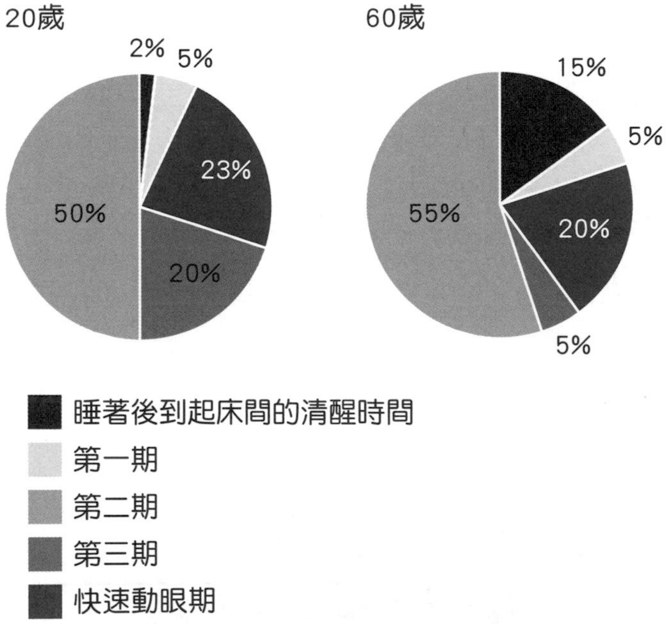

圖 7　20 歲與 60 歲的睡眠比較

如果連續照一個半小時到七點，可能八、九點才會想睡，就可以將生理時鐘往後移。但如同第四章提到光在生理時鐘的路徑比較慢，所以光照治療不是照一次就會有效果，而是需要一陣子，所以需要處方，有些人需要照兩個禮拜甚至好幾個月。

除了光照治療外，另外也可以搭配行為治療。許多老年人習慣在早上運動，建議睡眠相位前移的老年人，在傍晚時最好再運動一次，也可以泡熱水澡，讓身體的代謝率加速、核心體溫上升，如此睡眠的時間就會往後移。

因為老年人合併基礎疾病比較多，若伴有身體某些部位不適時，建議老年失眠患者最好應先到醫院進行相關檢查，了解病因再來尋找解決方法。例如心臟病、腎病、肺病、腦血管病、高血壓、潰瘍病、關節病、睡眠呼吸中止、甲狀腺功能亢進等疾病，都可能引起夜間失眠。若失眠是因疾病所造成，醫師會針對其疾病進行治療；若失眠是由心理因素所引起，則建議患者放鬆心情，調節心態，必要時前往精神科進行心理諮詢。另外需要注意的是，老年人由於疾病較多、服用的藥物也較多，需要排除藥物引起的失眠因素。

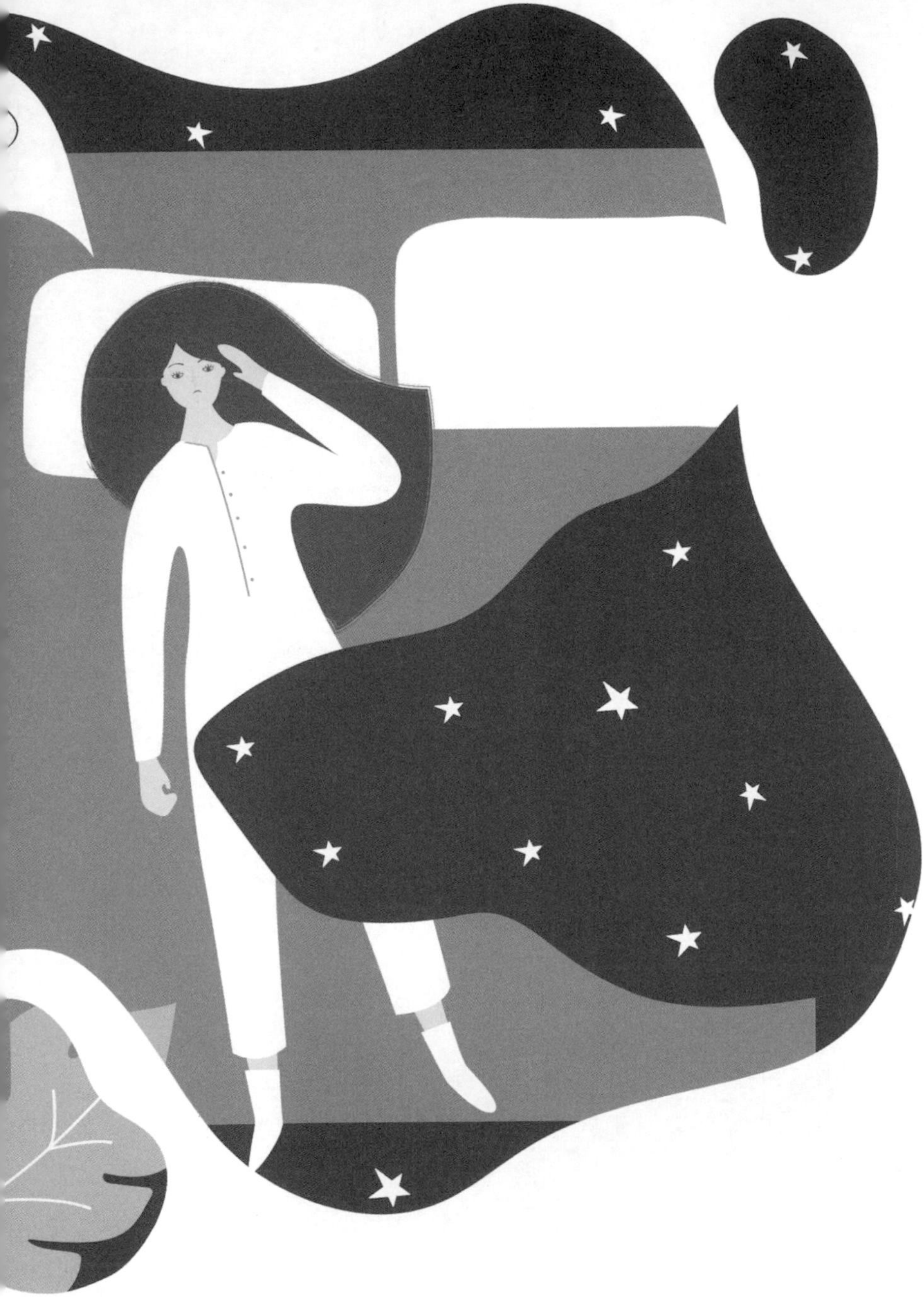

8

給睡眠不足者的貼心建議

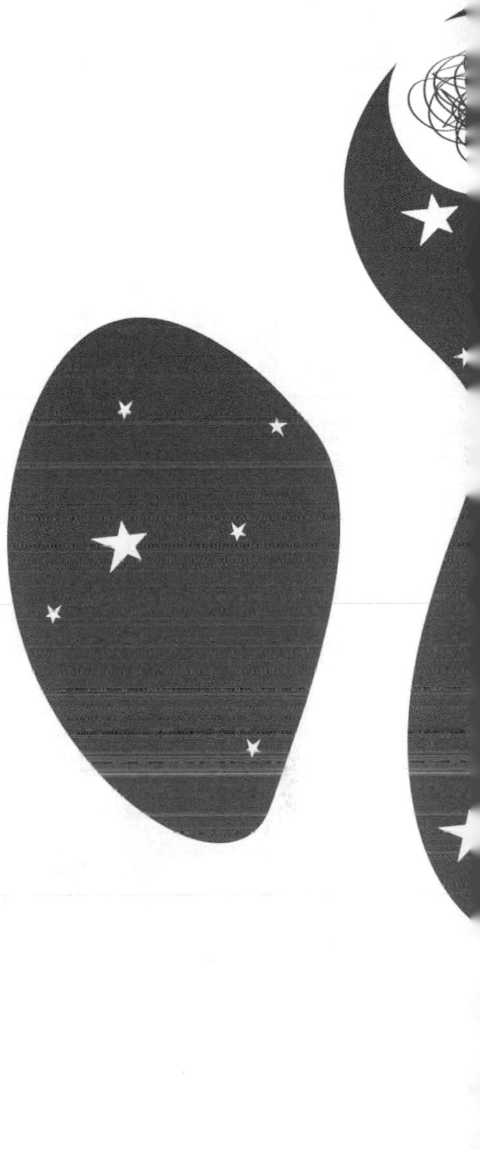

在現代社會中，許多人面臨睡眠剝奪的問題，他們可能並不是自身有失眠問題，而是因為家庭壓力、學習壓力、工作壓力等問題而導致睡眠不足。

7 家中有嬰兒的新手父母

嬰兒出生後，最需要的就是父母的照顧，新手父母半夜起床為嬰兒換尿布、餵奶是一定要的，如果媽媽是職業婦女，只有在坐月子期間可以休假，產假結束就必須去上班，白天因為要上班，睡眠也得不到適當的補充，會很辛苦。因此家裡有嬰兒的新手父母，是最容易被影響睡眠的一個群體，建議可採用以下應對措施：

1. **跟著嬰兒的作息來休息**：一般情況下，嬰兒每天大概需要十五個小時的睡眠，而成人只需要七到八小時的睡眠。所以，當寶寶睡覺的時候，不管什麼時間，如果感覺疲勞，就要躺下來打個盹。這些短暫的休息時間，可讓新手父母恢復一些精力。

2. **保持心情愉快**：可以抽時間推著嬰兒車去公園裡散步，出門和其他新手父母們交流育兒經驗。透過呼吸新鮮空氣、和他人交流，可產生一種讓人舒暢的賀爾蒙安多酚(Endorphines)，讓人心情愉悅。

3. **與家人共同分擔**：如果媽媽是餵母乳的話，可以把一些母乳擠到瓶子裡，這樣丈夫也可以在晚上起來給嬰兒餵奶，媽媽就能有更多的時間休息。另外，如果孩子醒著、外面氣候適宜，可以讓其他家人把孩子抱出去走一走，讓父母能休息。

4. **找人照顧**：有些人會在週間找保母，週末再帶回家，這是許多白領階級會考慮的作法。因為新生兒還小，不知道晚上是誰在帶他，所以對成長或認知不太會有影響，只要找到適當的保母應該都不會有問題。

7 需照顧家中長輩的子女

個案描述

有個個案是婆媳之間本來就有問題，這個媳婦已六十幾歲，婆婆快九十歲，婆婆下肢癱瘓，但頭腦很清楚，可自行進食，但因下肢癱瘓而臥病在床十幾年，行動須坐輪椅，因為行動不便所以需要媳婦照顧，兒孫都在上班上學，平常家裡只有婆媳兩人，婆媳問題讓媳婦壓力大，晚上完全睡不好，再加上婆婆半夜上廁所、口渴都會叫媳婦，導致媳婦睡眠品質很差。在來看診前已經吃安眠藥十幾年，這中間也牽涉到一些家庭問題，不只是婆婆生病導致媳婦產生失眠的問題。

隨著健康意識的發展和醫療技術的進步，現在人的壽命越來越長，老年人越來越多，許多家庭存在長期臥床生活不能自理、需要家人照顧的老年病人。而老年人的孩子年齡也已經中年以上，精力趨於退化狀態，且自己白天還需要上班，夜裡需要起床照顧父母，所以也會出現睡眠剝奪現象。

針對這類失眠人群的治療措施包括：

1. **擺正心態，調節心理狀態**：所謂「百善孝為先」，老年人勞累一輩子不容易，如今癱瘓在床，他們受到的不僅是身體上的折磨，更多的是疾病所帶來的心靈打擊。他們也不願意連累兒女，但又沒有辦法。我們每個人都有老去的一天，如果能站在老年人的角度體諒他們的難處，心情就不會那麼悲觀難過，做起事情來自然就會心情舒暢。等到老年人過世，也不至於後悔沒有好好孝敬他們。

2. **家人之間保持溝通合作**：夫妻之間互相體諒，經常溝通，噓寒問暖，照顧老年人時相互交流；兄弟姐妹互相輪流照顧老年人，也是互相分擔的一種方式。

3. **請專業護理人員照顧**：在現代快節奏的生活中，大家平常都忙於工作，家裡沒人照顧老年人。所以對於經濟相對寬裕的家庭，可以花錢請護理人員對老年人的生活起居進行專業照料，在相當程度上可減輕自己的負擔。

7 失智症的照顧者

失智症患者白天與晚上都會有很多症狀，會增加照顧者的護理難度，極有可能影響自身的睡眠。照顧失智症患者會比其他慢性疾病患者更辛苦，因為失智症患者因自身智慧障礙不能和照顧者互相溝通交流，會有情緒上的起伏，中風或長期臥床的病人不會有什麼情緒，失智症患者則易出現負面情緒，甚至會攻擊照顧他的人。很多失智症患者白天狀況還好，就是記憶力下降、反應減慢而已，但到了晚上情緒就開始起伏，稱為「日落症候群」（sundown syndrome），夜間時患者常會將負面情緒加諸在照顧者身上。

個案描述

有個老太太有兩個兒子、一個女兒，兩個兒子都在國外，女兒已嫁人，只有先生陪她，但兩人感情從年輕時就不好，那一輩的人不會輕易離婚，而是為了子女忍著，一直到老了失智後，以前對先生累積的負面情緒全部爆發出來，使先生一天到晚想往外跑，但老太太失智無法一人待在家裡，所以就產生很大的問題。老婆婆從傍晚以後情緒就開始不穩，兩人的睡眠也受到影響。醫生建議要多帶她出去走走，因為曬太陽和運動對睡眠都有幫助。但只要先生或女兒要帶她出去，她就說你們是要帶我去安養院而拒絕出門，這會加重生理時鐘的異常，只有兒子難得回來帶她出去，她才會出門。由以上可見，失智症的照顧者非常辛苦。

失智症患者要多與人互動，可用回憶療法，讓患者做年輕時喜歡做的事，情緒會比較穩定，也許能喚起一些記憶，也要多帶失智症患者去外面走走。情況允許的話，可以給失智者服用適量的安眠藥，讓失智症患者晚上能睡得好，如此照顧者也能獲得較好的睡眠。

生活節律不同的夫妻

夫妻工作節律不一樣的話，也可能會互相影響對方的睡眠。例如先生上夜班，太太上早班，這時兩人的睡眠容易受到影響。另外，如果夫妻起床時間不一樣，一人需要六點起床，一人九點起床，但六點鬧鐘一響，可以睡到九點的人也被吵醒，可能就睡不著了。大部分可以晚起的人都會晚睡，晚睡又很早被吵醒，情緒就會很差；想繼續睡又睡不著，可能衝突就會產生了。

筆者的團隊在美國、臺灣和歐洲有申請到「個別喚醒裝置」的專利，鬧鐘是用聲音喚醒人，一響整個房間的人都會被吵醒；「個別喚醒裝置」則是用指向性的光源來喚醒人，例如六點時光就照向該醒的人，到了九點再照另一人。

7 學業壓力過大的學生

現在學生的學習壓力大，受到來自老師的管教、同學的比拼、父母的嘮叨及就業等各方面的壓力，有些學生會感到喘不過氣、神經衰弱因而失眠，嚴重的話甚至還會造成自殺的悲劇。有一位醫科大學生，成績很優秀，並且考上了歐洲某大學的研究所。但他仍有無窮無盡的壓力，達到目標也毫無快樂可言，常抱怨自己不開心、長期失眠，長年需依靠安眠藥才能入睡。其實這樣的例子並不少見，如何才能緩解學業壓力，使學生保持良好的睡眠呢？

1. **對壓力抱持正確的觀念**：人生的每個階段都會有不同的壓力，有壓力是必然的，大多數人都有壓力。如果能認知到這一點，就不會為自己正承受一些壓力而感覺不滿。事實上，適度的壓力可使人更加努力，如果完全沒有壓力，就很難進步，未必是好事。

2. **掌握正確學習方法**：學生的壓力大，多是因為成績未達預期目標。選擇適合自己的學習方法，並且掌握它，可以使學習效果事半功倍，獲得滿意的成績。

3. **與同學、父母多溝通**：同學間因為有共同的經歷，溝通起來會有更多共同語言，可減少自己的孤獨感，當遇到不懂的問題時，請教一些同學可能很快就獲得解決。另外，也可以和父母溝通，或請教談得來的長輩傳授他們當年的經驗，畢竟他們年長，對很多事情有成熟的處理經驗，可以助自己一臂之力，少繞一些遠路。

4. **多運動**：運動是應對壓力的最佳方式之一，繞著學校跑一圈，呼吸新鮮空氣，能感受到一個全新的自己，並且能緩解心理壓力。

5. **學習心理學知識**：如果能掌握一些心理學知識，比較能妥善看待與處理自己遇到的問題，當自己的內心強大，就能把遇到的問題一一解決，便能減少壓力的來源。及時排除心理壓力，就能保持良好的睡眠狀態。

6. **找心理醫師諮詢**：如果自己不會調節自己的情緒，情緒起伏劇烈，常出現悲觀或沮喪的態度，則需要找心理醫師評估是否患有焦慮症或憂鬱症，及時給予心理治療。

7 日夜顛倒的輪班工作者

生理時鐘會告訴我們什麼時候應該睡覺、什麼時候應該清醒，但是因為工作和職業的關係，生活中不少人需要輪班工作，當睡眠時間表與社會的時間表不同步時，就會引發失眠。輪班工作常需要在應該睡覺的時間工作，尤其是在夜間工作，結果導致工作時嗜睡、工作後失眠，從而出現晝夜節律失調，長久下來可能會對健康產生不良的影響。通常輪班工作者包括醫師、護理師、警察、保全、消防人員、機師和空服員等，他們睡眠障礙發生率很高，但就診率不高。

有調查發現輪班工作者的事故發生率遠高於一般人，所以有必要提高輪班工作者的睡眠品質，可從以下幾個方面來進行：

1. **保持良好的睡眠習慣**：睡眠環境要乾淨、涼爽、舒適、安靜，睡眠時避免強烈光照。睡前不要看情節激烈的影片，避免吃刺激性食物。此外可以看書、看電視、聽舒緩的音樂、泡熱水澡等，使自己從工作的壓力下解脫出來。

2. **週期性調整臥床時間**：判斷睡眠品質的主要指標之一為睡眠效率，睡眠效率為睡眠時間／臥床的時間的百分比，當睡眠效率在百分之八十到九十之間時，表示睡眠品質很不錯，可保持臥床時間不變；當睡眠效率大於百分之九十時，允許增加十五到二十分鐘的臥床時間；當睡眠效率小於百分之八十時，則應該減少臥床時間。當睡眠時間零碎化時，可通過睡眠限制合併零碎睡眠時間，從而減少花在床上的總時間，提高睡眠品質。

3. **光照治療**：對光照治療最有效的波長是藍光，需在夜間輪班工作的人，工作場所的光源可加一些藍光，在工作期間將自己暴露於特製的人工光照下，能夠讓輪班工作者快速有效地轉換自己的生理時鐘，適應新的晝夜節律；而下班的時候因為天已亮，在回家的路上最好戴太陽眼鏡，避免接收到陽光的訊息，才能夠在白天得到充足優質的睡眠，晚上工作時便能頭腦清醒、精力充沛。

4. **藥物治療**：短期使用助眠藥物可減輕失眠症狀，但是對需要長期或不斷變換工作時間的人來說，並不是最佳選擇。有研究指出，白天使用安眠藥睡覺，到晚上工作時的工作效率只能獲得部分改善。輪班工作者的睡眠障礙，是因為生理時鐘節律跟不上工作的節律變換所造成，而安眠藥對生理時鐘的調節並無作用。因此，安眠藥不是輪班工作者對抗睡眠問題的好方法。

5. **褪黑激素**：褪黑激素是一種大腦產生的賀爾蒙，褪黑激素的增加就是告訴我們該睡覺了。補充褪黑激素有助於輪班工作者快速適應新的生理時鐘節律，建議在睡前一到二小時服用褪黑激素，劑量不超過零點五毫克，因為劑量增加效果並不一定增加。

6. **咖啡因**：咖啡因有助於我們保持清醒。中等劑量的咖啡（一到二杯）能使輪班工作者在工作期間保持清醒。但需注意兩點：⑴建議在上班前或上班時飲用；⑵咖啡、茶中的咖啡因對大腦皮層的興奮作用會持續數小時，因此不要在工作期間的後半段喝咖啡，因為可能影響工作結束後的睡眠。

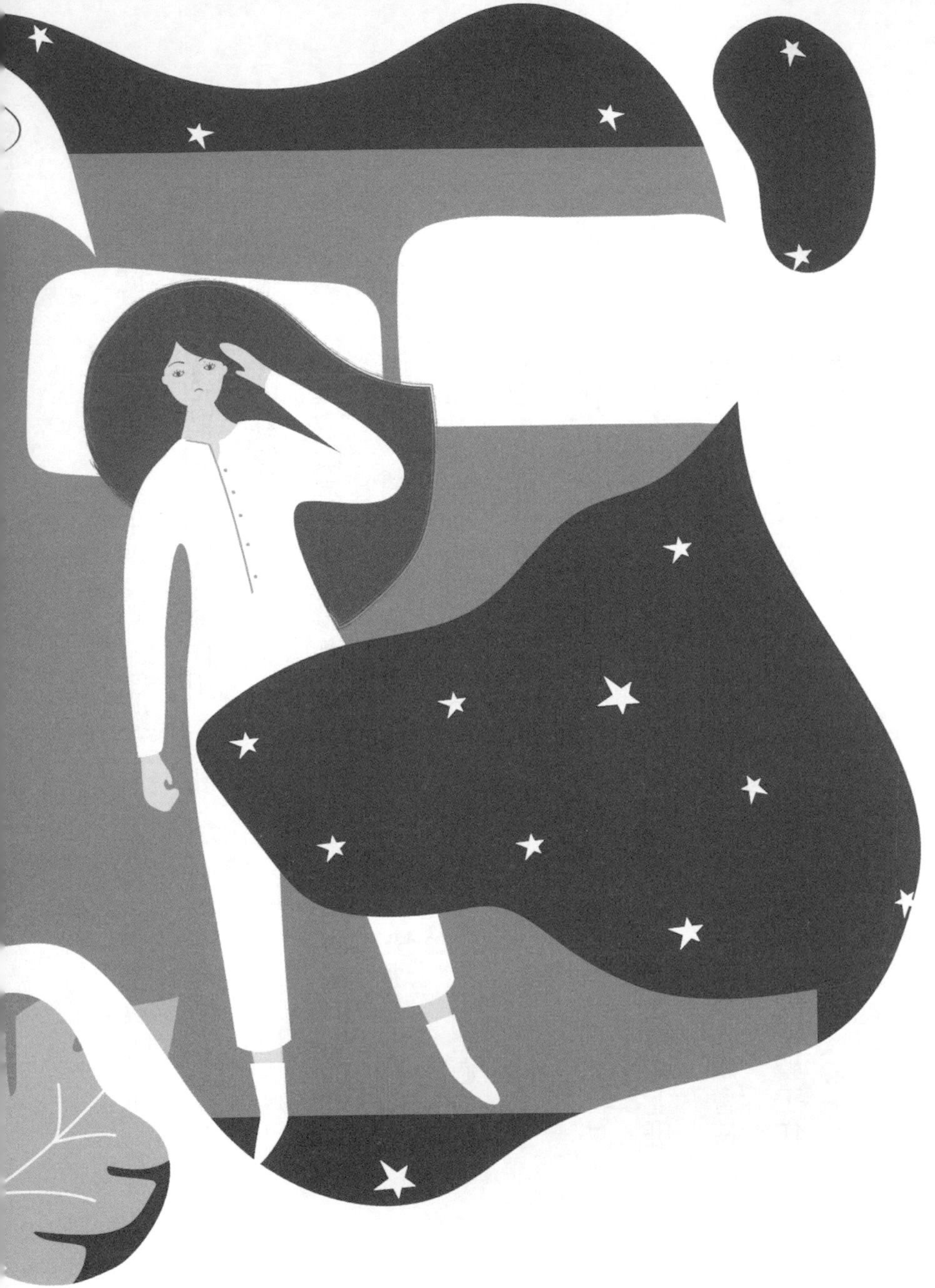

9

睡眠醫師的好眠祕訣

筆者經常只睡四小時，睡眠時數不多又精神飽滿的祕訣，就是要了解睡眠的祕密。睡眠中發生的事太多了，幾乎每一件事都是睡眠的祕密，所以要把所有睡眠相關的疾病或非疾病都了解清楚。睡眠要跟其他行為配合，像是運動、飲食，因為睡眠就是生活型態的一部分，它並不是獨立運作的，睡不好會影響白天的生活，白天的生活也會影響睡眠，是密不可分的，也就是晝夜節律的變化（circadian rhythm）。睡眠的祕密包含很多疾病與非疾病，以及白天的生活型態。接下來為大家介紹一下，有助於入眠或提高睡眠品質的一些方法。

有效運動促進好眠

運動有利於睡眠，但如果運動時間錯了則不利於睡眠。這裡的運動指的是有效運動，它可讓生理時鐘相對穩定，有效運動的目的是要讓核心體溫上升零點五度。人的核心體溫一天當中最高的時候是在傍晚四、五點，凌晨四、五點則是最低的時候，核心體溫會隨著生理時鐘變化，很多人睡不好但不影響這個變化。

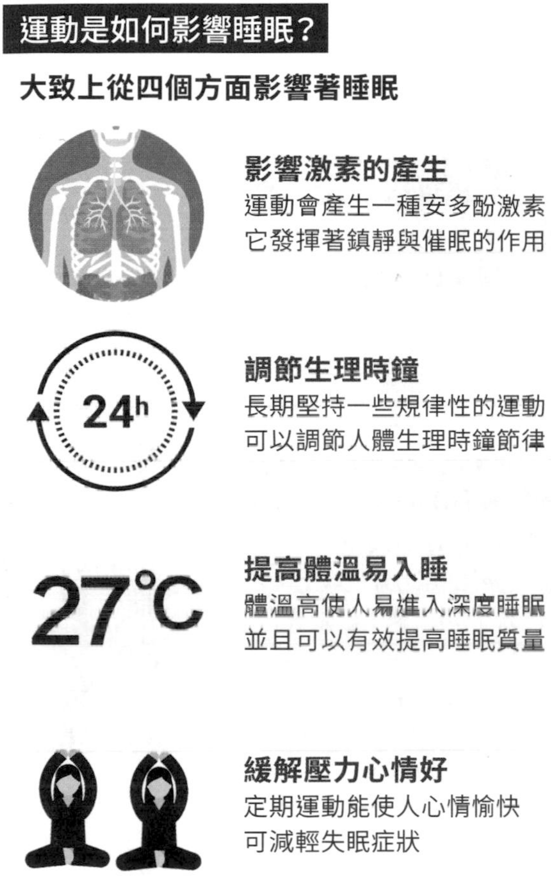
運動是如何影響睡眠？
大致上從四個方面影響著睡眠
影響激素的產生
運動會產生一種安多酚激素
它發揮著鎮靜與催眠的作用
24h
調節生理時鐘
長期堅持一些規律性的運動
可以調節人體生理時鐘節律
27°C
提高體溫易入睡
體溫高使人易進入深度睡眠
並且可以有效提高睡眠質量
緩解壓力心情好
定期運動能使人心情愉快
可減輕失眠症狀

圖片來源：國際睡眠科學與科技協會暨北京服裝學院都會寢室專案組授權使用

圖 8　運動對睡眠的影響

所謂有效運動不是散散步就好，不是說散步不好或是不能散步，而是散步對生理時鐘並不會有太大的幫助。有效運動是要讓核心體溫上升零點五度，將白天與晚上的差距做出來，晝夜節律的變化就會比較明顯，晚上

改善睡眠，最佳的運動時間？

最佳時間：上午起床後
傍晚日落前

30分鐘的運動，可以在之後的4-5個小時內，持續升高你的體溫。不要在睡前1小時進行激烈運動。

改善睡眠，最佳的運動量？

3-4次／週，20分鐘以上／次

每週3-4次，每次20-30分鐘以上，一般在堅持3-4個月之後，運動會對睡眠有改善效果

圖片來源：國際睡眠科學與科技協會暨北京服裝學院都會寢室專案組授權使用

圖9　最佳運動時間與最佳運動量

就會比較容易入睡。有效運動的大原則是：心跳大於一百三十，一週至少要三次，一次三十分鐘。如果每天運動的話，一次二十分鐘即可。如果要維持生理時鐘的穩定性，建議每天運動會比較好。

避免影響睡眠的飲食習慣

含咖啡因的咖啡和茶、二手菸、含尼古丁成分的口香糖，都不利於睡眠，還有些藥物如治療鼻塞、氣喘、心臟的藥，會讓交感神經比較亢奮，也不利於睡眠。

很多人會藉由喝咖啡來提神，但其實要看提什麼時候的神，有些人早上精神很好，到了中午以後才會開始想睡，這時不建議早上就喝咖啡。因為人一天可以使用的能量是固定的，如果一早就喝咖啡，下午想睡又喝了一杯，能量的消耗會大於真正可以負荷的能量，所以不建議一早就喝咖啡。許多美國人都一早喝咖啡，因為很多人基本上是有睡眠問題，白天起床後精神就很差，喝了咖啡精神才比較好，所以應該要找到為何一早就需要喝咖啡的原因。如果起床後精神沒有特別不好，不需要一早就喝咖啡。

市面上的咖啡種類很多，其咖啡因的含量也各不相同，以一杯三百六十毫升的咖啡來說，常見幾種咖啡的咖啡因含量如下：

表3　咖啡因含量

冰滴咖啡	三百三十六毫克
沖煮咖啡	二百六十毫克
美式咖啡	一百五十毫克
摩卡咖啡	九十五毫克
卡布奇諾、焦糖瑪奇朵、拿鐵咖啡	七十五毫克

不過一杯咖啡含有多少咖啡因，還是會隨咖啡豆的品種、產地、烘焙程度，及煮咖啡的方法與時間而有所不同。

咖啡因的半衰期（在體內含量減少到一半所需的時間）因人而異，對一般成年人來說是三到七小時，而懷孕女性的半衰期甚至會達到一般成年人的兩倍。所以如果預計晚上十點要睡覺的話，最好在下午四點以前要喝完咖啡（以上是針對沒有睡眠障礙的一般人而言）。

另外，有些人習慣吃宵夜，這也會影響睡眠。因為身體各個臟器都有自己固定的生理時鐘，晚上大腦和腸胃都要休息了，如果在入睡前吃東西，大腦要休息，腸胃卻要工作，兩者就會出現不協調而導致生病。所以要避免睡前三小時吃大餐，如果真的需要吃東西，可以吃簡單的輕食或牛奶，因為這類食物的消化速度比較快。

有利於睡眠的食物

富含色氨酸（Tryptophan）的食物有助於睡眠。褪黑激素的前驅物質就是從色胺酸慢慢合成的，但中間會經過很多步驟，不是色氨酸直接變成褪黑激素。色氨酸是一種必需氨基酸，所以一般在飲食中都可以攝取到，牛奶、豆腐、雞蛋、魚、香菇、葵花子、南瓜子、黑芝麻、黃豆、小米等，都是富含色氨酸的食物。但因為色氨酸合成到褪黑激素需要好幾個小時，如果睡前才吃但它還沒合成，就無法發揮作用，而且食物會代謝，代謝之後也不是全部都會合成褪黑激素，所以不會有明顯的效果。即使直接吃褪黑激素，每個人的效果也不一樣，有些人吃了很有效，有些人則沒有幫助。

除了色氨酸之外，法國南錫大學在研究中發現，酪蛋白胜肽(Prelactium) 可以輔助提升睡眠品質，酪蛋白胜肽是透過特殊水解技術從牛奶中所提取的小分子蛋白胜肽，屬於自然食品，沒有藥物成分，適合作為日常補給品，孕婦等各年齡層皆可食用，臺灣衛福部已核准酪蛋白胜肽的正式輸入許可。另外，還有一些具有安神、鎮靜功效的食物會有助於睡眠，如核桃、蓮子、香蕉等。

維持生理時鐘穩定

睡眠與生理時鐘的節奏息息相關，而我們日常生活的各種安排都會影響到生理時鐘，所以盡可能地按時作息和飲食，這對睡眠品質的提高很有幫助。如果總是在接近半夜的時候去吃宵夜，對睡眠品質一定會有影響。另外，要多曬太陽，尤其是早上的太陽，這也和維持正常的生活作息相關。

7 放鬆助眠法

靜坐、冥想、深呼吸都可以放鬆，而有助於睡眠。靜坐、冥想需要一些引導，例如有大海的聲音，專業人員的引導語，音調與一般不同，聽了會讓人放鬆，跟著引導語做冥想就可以慢慢放鬆。**聽音樂、吸聞精油、喝花茶，也都是可放鬆的方式，每個人可選擇適合自己的方式。**

小貼士

提升睡眠品質的小祕訣

如果睡眠不好，但也不太知道是生什麼病，有一些方法可以改善睡眠品質：

1. 睡前三小時內不要吃大餐。
2. 睡前至少一小時內不做容易引起興奮的腦力活動，或觀看容易引起興奮的書籍或影視節目，以免影響睡意。
3. 如果是失眠的人，天黑後就不要運動；正常人可以稍微運動，但睡前三小時不建議運動，以免生理時鐘不穩定。
4. 避免睡前喝酒和泡澡，泡澡會讓身體核心體溫上升，代謝會變快，因此不利於睡眠穩定度的維持。
5. 睡前可在床頭櫃上放精油或剝開的柑橘，其芳香氣味有助於鎮靜中樞神經，幫助入睡。
6. 上床後不要胡思亂想。

7. 當躺在床上睡不著時，可適當減少躺床時間。在床上要減少與睡眠無關的行為，發揮床對睡眠的誘導作用，形成床和睡眠的條件反射。

8. 透過睡眠科技產品做監測和提供提醒。

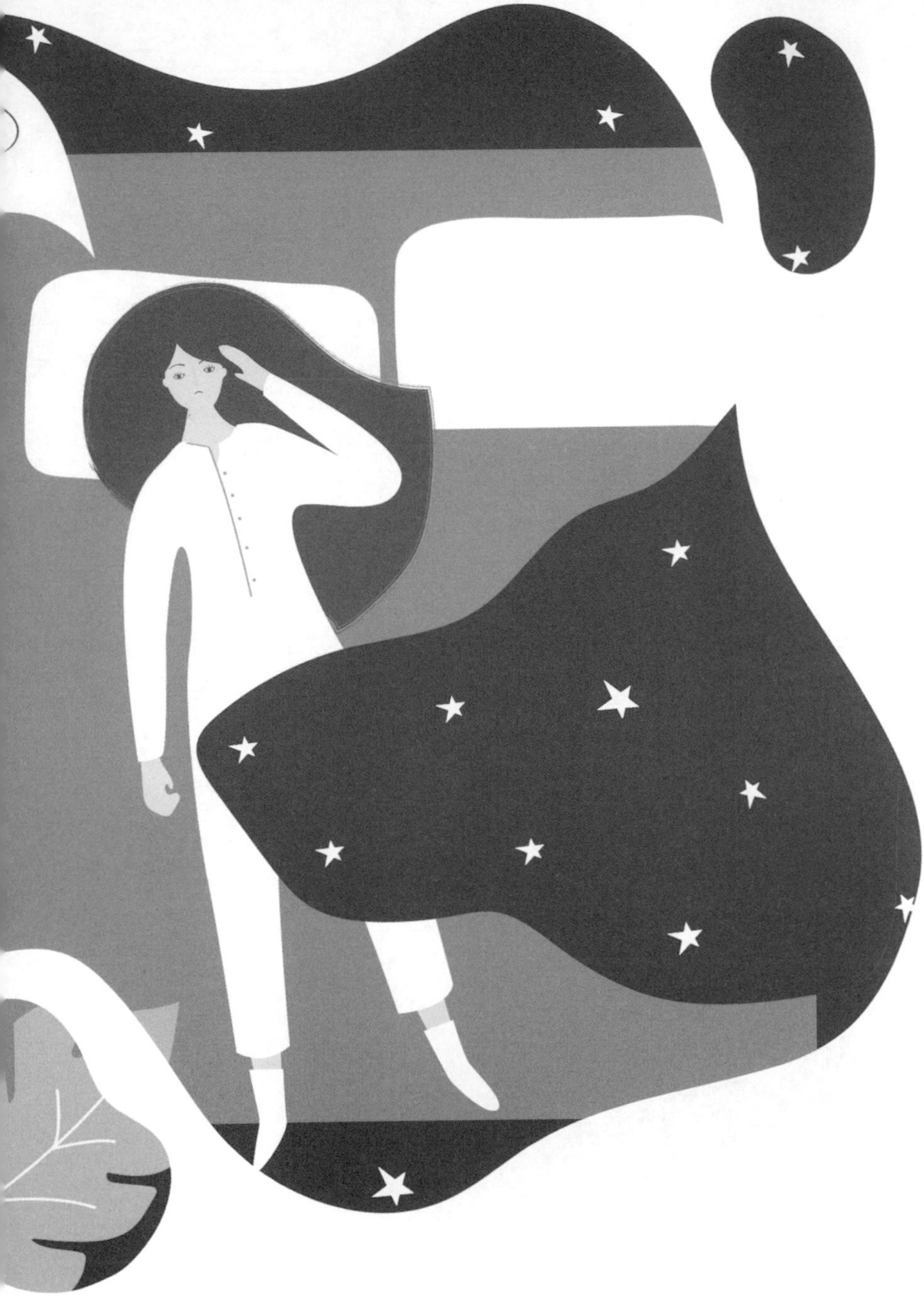

10 運用睡眠科技獲得好眠

睡眠科技產品的演進

最初的睡眠科技產品

現在市面上睡眠科技的產品越來越多，但一般民眾不太知道是否它們真的對睡眠有幫助。一開始的睡眠科技商品以手環為最常見，以前有個品牌叫 Jawbone，推出可測使用者睡眠的手環，它的生物感測器主要是 G-sensor（重力感測器或直線加速規），由於是戴在手上，所以可檢測使用者手的活動狀況，也可以反映是否有一些身體的活動，例如若是熟睡的狀態，手與身體是不會動的，它可以做簡單的區分，檢測使用者的睡眠是否夠穩定。但睡眠專科醫師不認為它有用，不過因為收集的資料量大，美國國立衛生研究院（National Institutes of Health, NIH）認為其所收集到的大數據，可以初步用來作為大規模的睡眠相關分析。

測腦波的睡眠科技產品

由於睡眠是腦部的活動，如果穿戴裝置沒有監測腦部活動，其實很難監測睡眠品質。後來有一個名為ZEO的產品，率先加上監測腦波的功能，它是一個頭帶，上面有四個腦波的感測器。儘管ZEO的公司後來經營不善，但是ZEO剛問世時睡眠專家還是非常推崇，因為它是第一個突破門檻的。

測心律的睡眠科技產品

之後有一個階段穿戴裝置的生物感測器大部分以心律為主，頂多再加上血氧濃度，可偵測睡眠過程中心臟有沒有負擔，可用來篩檢睡眠呼吸中止。心律可以利用公式推導出心跳變異率（heart rate variability, HRV），美國心臟學會（American Heart Association, AHA）公認，HRV 可以反映交感與副交感神經活性（即緊張程度）的指標，由於 HRV 只要測心律就可以取得，所以後來的穿戴裝置（包含手環、戒指、項鍊、智慧衣等）幾乎都以測心律為主，因為心律的感應器相對比較容易取得，成本較低。這是一個發展的過程，也反映了研發的需求。

後來發現只測 HRV 仍然不夠，因為睡眠畢竟是腦部的活動，很多廠商期待用心跳變異率去推導腦部的活動，但這幾乎是不可能的事。如果只測心律的話，很多產品測試睡眠的準確率其實是很低的。後來的睡眠科技產品則加了很多不同的生物感測器，包括 G-sensor、心律、血氧濃度。筆者在臺大智慧生活中心有個「睡眠電子教練」的研究計畫，可以測心律、血氧濃度和皮膚導電度，皮膚導電度可得知人的緊張程度，因為越緊張，皮膚表面越不會出汗，導電度就會降低，它做成像手機的形式，旁邊有三個感測器，用三根手指握住就可以測，此商品已申請專利，但尚未上市。

其他穿戴裝置

另外一個比較讓人印象深刻的是某美國公司率先做成戒指的裝置，體積非常微型化，戴起來沒什麼感覺且相對方便，使用者會比較喜歡。目前有幾家公司透過心跳變異率和血氧濃度，去測交感神經與副交感神經的活動程度，來推導出睡眠階段。還有一個大陸公司的戒指，宣稱可以測到血壓，但它其實是使用推導的方法，所以一定會存在誤差。

Apple watch 則宣稱可以測心房振顫，即心律不整的其中一種形式，這個在睡眠過程中發生心臟病或心肌梗塞的監測，相對就比較重要。Apple 也是研發了很久，才宣稱第三代的 Apple watch 可以測心房振顫。

與醫療有關尤其是可以下診斷的功能，一旦宣稱了就必須要通過各國的食品藥物管理局認證，並承擔相關的法律責任。

從偵測式產品到介入式產品

讀者可能會好奇，買了這些睡眠科技產品，究竟對睡眠會不會有幫助？前面提到的產品都是偵測式的，最近已經有介入式的穿戴裝置。介入的穿戴裝置不只偵測睡眠品質好不好，或是睡著時有沒有缺氧，它還可以讓使用者睡得更好。現在已有一種頭戴產品，能測腦波，還可發出震動頻率到頭殼上，讓人想睡覺。

這個產品出來以前，筆者的團隊就已經獲得臺灣科技部的價創試辦計畫補助，做出可以即時偵測腦波的舒眠眼罩。我們跟它不同的地方在於，我們是用聲音與光線的刺激，去達到腦波同步的效果。這個產品可以測腦波、血氧濃度，另外還可以測額溫，藉此偵測生理時鐘。裡面的參數是經過概念驗證（proof of concept, POC），證實在臨床上是有用的，接著則做服務驗證（proof-of-service, POS）與商業驗證（proof-of-business, POB），才能商品化。商品化是科技部要求的研究成果之一。

目前睡眠科技產品已是一個戰國時代，幾乎所有有研發能力的廠商都有投入，無論大公司或小公司。但準確率仍是最重要的，很多廠商會把產品送到國際睡眠科學與科技協會（ISSTA）做驗證，但準確率與實用性普遍不高，主要是因為大部分廠商在產品開發的時候，很少會向懂睡眠科技的醫療專家諮詢，更不用說合作了。投入了資源但最後產生閉門造車的結果，很可惜。

如前所述，因為睡眠主要是腦部的活動，但目前比較容易取得的生物感測器大多是心律相關或 G-sensor 相關，其實很難測到腦部的活動。讀者在選購睡眠科技產品時，需注意該產品是否宣稱療效。依據臺灣衛福部食品藥物管理署的規範，宣稱具有診斷的功能，大致上是屬於醫療器材；如果宣稱有療效的，則需要通過審查的項目就會更多、更嚴格。但對於一些用錯監測方法的產品，醫學專家已知對臨床沒有幫助，卻因為對人體無害而無法可管。

最近有不少病人來看診，不是因為覺得睡眠不好，而是穿戴裝置告訴他睡眠品質不好，於是就擔心地來到門診，可以看出使用者滿依賴裝置提供的資訊。但如前述，許多送到國際睡眠科學與科技協會驗證的產品，準確率不高，原因之一是在完整的睡眠檢查儀器中有很多感測器，全面監測睡眠當中生理運作（包括腦波）的狀況，這是一般穿戴裝置無法取代的。後續的廠商應聚焦在特定的功能，例如睡眠當中的心律、睡眠的腦波穩定度，或是生理時鐘的運作情形等。

自從筆者在二〇一二年在全球三大知名出版社之一 Springer 出版睡眠科技領域第一本英文教科書之後，睡眠科技產業蓬勃發展。從以前很簡單地用單一感測器去偵測睡眠，到現在已有介入的產品，達到助眠或舒眠的功能。

前述科技部價創試辦計畫的第三代原型機，已運用人工智慧、雲端運算的技術，並建立大數據資料庫，規劃後續將發展使用者即時回饋，並與健康區塊鏈結合，希望達到精準醫療與預防醫學的目的。一般傳統科技產品的設定是都一樣，只供幾種不同的模式讓使用者做選擇，但第三代原型機所有的參數設定不是每天都一樣，而是依據即時回饋的機制做調整·偵測到的資訊都會上傳到雲端，雲端會有人工智慧判讀，不是讓使用者選擇模式，而是根據使用者的腦波和其他生理訊號，來判斷要提供何種介入，其中包括複雜的演算法，偵測後會進行演算，然後給予不同的介入模式。

其他睡眠科技產品

現在很多手機的應用程式也宣稱有偵測睡眠的功能，手機本身就有一些感測器，大部分是以 G-sensor 為主，可以測身體的活動或震動。有一種應用程式是透過光線，手指放在光源處可測心律；也有些應用程式是放在床上就可以知道是否有翻身，但這樣的偵測無法知道是自己造成的振動還是枕邊人，所以準確率會比穿戴在身上的低很多。

把睡眠科技應用到床墊或枕頭，是傳統產業升級的重要模式之一。例如有一款智慧床墊，在睡眠呼吸中止快發生時，會將床頭調高，減少睡眠者呼吸道阻塞的機會。最近有臺灣大廠生產的智慧枕頭主要是測鼾聲，當快發生睡眠呼吸中止時會左右傾斜。另外，近來也有一款新的智慧枕頭，可以發出磁刺激和舒緩的音樂幫助患者睡眠，同時還製作了一些失眠的認知行為療法課程讓患者在網上進行學習，可以連接手機和腕錶，整合了自檢工具、定期隨訪、即時答疑、智能提醒、分析報告等功能，提供患者和醫生之間溝通的平臺。

7 睡眠科技在駕駛安全上的應用

預防疲勞駕駛的的產品是睡眠科技的次領域。很多人晚上睡眠不好白天會打瞌睡，打瞌睡就容易出車禍。十幾年前就有廠商用鏡頭去測眨眼的次數和眼睛閉合的程度，但該廠商已倒閉。後續有其他廠商試圖測腦波，但有幾個難處，第一是大部分駕駛人不喜歡頭上戴一個東西，除非做成一個舒適的帽子，但目前技術尚未達到；第二是職業駕駛人根本不想被偵測到有打瞌睡的情況，以免工作不保。

目前比利時有家廠商在這方面有新的突破，創辦人是布魯塞爾大學的教授。因為清醒、精神好的時候與開始睏的時候，眼神是不一樣的，所以他們在眼鏡上放一個非常小的鏡頭，偵測眼球注視角度、眨眼次數與閉眼程度。但它也有難度，因為要從影像上發展出型態辨識（pattern recognition）的技術。目前歐美許多自用車的駕駛為了確保安全，會使用這個產品。

由於臺灣開車的距離較短，此類產品的需求比較小，就算臺北到高雄也才四個小時，對比較大的國家或地區而言，需求就比較高。尤其美國、加拿大、英國已經有立法，例如加拿大交通部規定，若被診斷出睡眠呼吸中止且有車禍肇事之虞，依法可吊銷駕駛執照。加拿大也將睡眠呼吸中止定為法定疾病，像法定傳染病一樣，只要一經診斷，無論是否有車禍肇事之虞，就要通報到監理站，這是他們國家非常嚴謹的作法，所以疲勞駕駛的風險大幅降低。

很多研究指出，疲勞駕駛其實比酒駕更危險，例如英國有研究指出駕駛人出錯的狀況，例如該轉彎卻沒轉、該踩剎車卻沒踩，正常人的出錯狀況很低，喝酒的人很高，睡眠呼吸中止的人則更高。

如何避免疲勞駕駛？

1 足夠的睡眠時間

養成按時就寢的良好習慣，
建議在23點之前上床睡覺。
睡個午覺，為身體注入
原動力

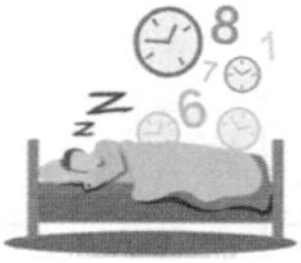

2 良好的飲食習慣

膳食選擇容易消化的食品，
切勿過飽飲食，或過於依賴
咖啡因類物質提神醒腦

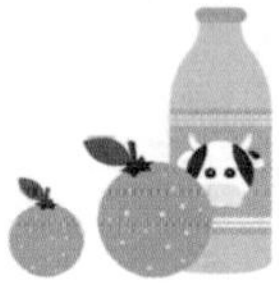

3 藉由睡眠科技輔助安排行車時間

可以通過疲勞駕駛檢測儀
來預警疲勞駕駛的出現，
以此來科學安排行車時間
一般不宜連續駕駛超過3小時

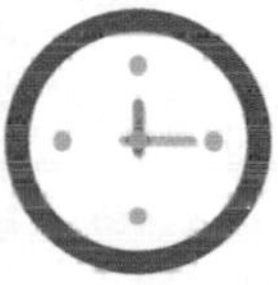

4 有睡眠障礙者須及早接受治療

情況較為嚴重者，應尋求專
業醫生的幫助，盡早解決睡
眠問題，預防疲勞駕駛導致
的事故

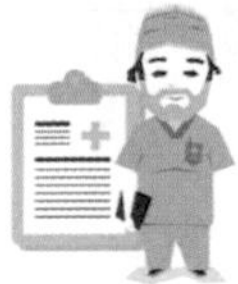

圖片來源：國際睡眠科學與科技協會暨北京服裝學院都會寢室專案組授權使用

圖 10　如何避免疲勞駕駛

筆者身為國際睡眠科學與科技協會（ISSTA）德國總會暨臺灣分會理事長，基於二〇一七年亞太經合會（APEC）睡眠科技提案的第三個主題——睡眠品質不好導致疲勞駕駛引起車禍的風險大幅提高，強調落實駕駛安全的三個E，亦即新的工程科技研發（engineering）、睡眠健康與駕駛安全教育（education）以及疲勞駕駛的規範與立法（enforcement）。另外，筆者於二〇二〇年二月率領協會成員與美國運輸部部長討論「睡眠健康與駕駛安全」相關議題，獲得美國政府的高度重視。

此次會議討論的主題包括：⑴睡眠品質與睡眠健康如何影響駕駛安全；⑵睡眠科技如何降低疲勞駕駛產生的風險；⑶從全球公安與預防醫學的角度，探討以價值為導向的睡眠醫療科技；⑷推動駕駛安全科技標準制定。

7 以睡眠科技為基礎的「健康區塊鏈」發展

另外值得一提的一個新興科技，即是由筆者擔任計畫總主持人的衛福部醫療新南向基礎架構計畫的其中一部分——健康區塊鏈。ISSTA德國總會及各地分會，與旗下位於英國的「創新醫療與健康科技研發中心」（IMHTC）以及臺灣科技部支持成立的「睡眠科技產學聯盟」（STC），一同致力於睡眠醫療與創新健康科技的發展。其中一個計畫「醫療物聯網與健康區塊鏈」的第一階段，旨在整合軟硬體（軟體：健康區塊鏈，硬體：醫療物聯網），並布建全球實體醫療通路。

藉此平臺的運作，能夠有效率地減少醫療資源的耗用，並建構各國人民對健康的正確概念與價值觀，鼓勵正確的健康行為，並培養健康的文化。現存許多不同的慢性疾病都是直接或間接導因於睡眠障礙，如果我們忽略了病患睡眠當中發生的狀態，那麼大部分的慢性病患者，尤其是高血壓、心臟病、中風、血糖不易控制、性功能障礙等，就很難被治癒。

根據全球的臨床經驗，及超過一千篇在國際醫療和學術界發表的SCI期刊論文，我們在二〇一七年八月的亞太經合會提出睡眠科技提案，該提案在二〇一七年底正式通過亞太經合會秘書處的審核。因為這項提案是目前睡眠醫療科技史上受到最高層級國際組織支持的案例，所以二〇一八年十月，睡眠醫學界的全球知名學術期刊《睡眠醫學評論》（*Sleep Medicine Review*）主編，邀請我們針對該睡眠科技提案發表一篇題為〈睡眠對於政府部門，一般民眾與產業的重要—亞太經合會睡眠科技提案〉（The Importance of Sleep for Governmental Sectors, General Population and Industry—Asia-Pacific Economic Cooperation (APEC) Sleep Technology Agenda）的文章，讓全球睡眠領域的專家學者了解整個提案內容及其影響的深遠。為了這項亞太經合會睡眠科技提案，筆者從二〇一二年起持續與世界各國的睡眠專家們，一起策畫年度的國際睡眠醫學與科學專家論壇（iFESS）。還有其他 ISSTA 理監事成員在全球各地舉辦活動，如秘書長 Dr. Ofer Jacobowitz 於二〇一九年在紐約舉辦的國際睡眠外科學會（International Sleep Surgery Society, ISSS）年度會議等。

二〇一九年起，ISSTA 以睡眠科技為基礎，積極在美國發展「健康區塊鏈」。筆者七月應邀到美國與參議院副議長 Ogden Driskill 以及眾議員 Tyler Lindholm 等人參加區塊鏈立法之討論。該會議結束之後，美國的區塊鏈法規趨近嚴謹，同年十月，美國即成立五家區塊鏈銀行。該次旅美行程，筆者亦受邀到位於美國科羅拉多州大學、在美國睡眠醫學領域舉足輕重的實驗室（Sleep and Chronobiology Laboratory），講述健康區塊鏈，以落實該技術，另外也與飛利浦總部的醫療長 David White 教授討論「健康區塊鏈的國際市場」。此外筆者在「人工智慧於健康照護國際研討會」中講述「人工智慧在睡眠醫學的應用」，其中提到區塊鏈生態系需要運用大量的人工智慧與物聯網技術。而筆者所主持的人工智慧計畫（Cross-ethnic Outcome Management Model for OSAS based on AI），也被邀請進入美國睡眠醫學會（AASM）最高獎項的策略研究獎（SRA）決選。

繼亞太經合會睡眠科技提案之後，我們持續與美國哈佛大學、匹茲堡大學、馬里蘭大學的教授團隊等專家，一起研究「從全球經濟觀點建立中以價值為基礎的睡眠醫療科技體系」相關的計畫，其中健康區塊鏈計畫為其樞紐。

二〇一九年筆者排除萬難，申請到了美國約翰霍普金斯大學健康政策與管理研究所博士班，希望藉此連結「醫療物聯網與健康區塊鏈」，並同時遵循「健康經濟」和「公共衛生」的原則來作中長期的規劃。睡眠醫學和睡眠科技研究的持續成長，需要展現病患、醫療費用支付者和全體民眾的最大化價值。這些過去或未來將由 ISSTA 與 IMHTC 規劃的活動，皆設法提升在健康科技轉型和睡眠醫療經濟等面向上的國際影響力。在現代醫療成本不斷升高、資源卻日益短缺的經濟現況中，睡眠健康經濟和醫療相關領域的投資報酬議題，在預防醫學與精準醫療的發展中將扮演關鍵角色。

希望我們能結合所有的資源，讓睡眠科技成為一個有效的工具，創造優質且有效率的睡眠，促進身心健康，幫助人們「一夜好眠」的美夢成真。

睡眠障礙普遍存在，只是一般人睡著之後不一定會知道，也因此成為隱形的殺手，可見睡眠品質不好影響深遠。隨著睡眠科技的發展，已經有許多方法可以協助一般民眾了解自己的睡眠品質，甚至可以篩檢出潛在的睡眠障礙，以達到及早診斷、及早治療的目的，這是民眾之福！

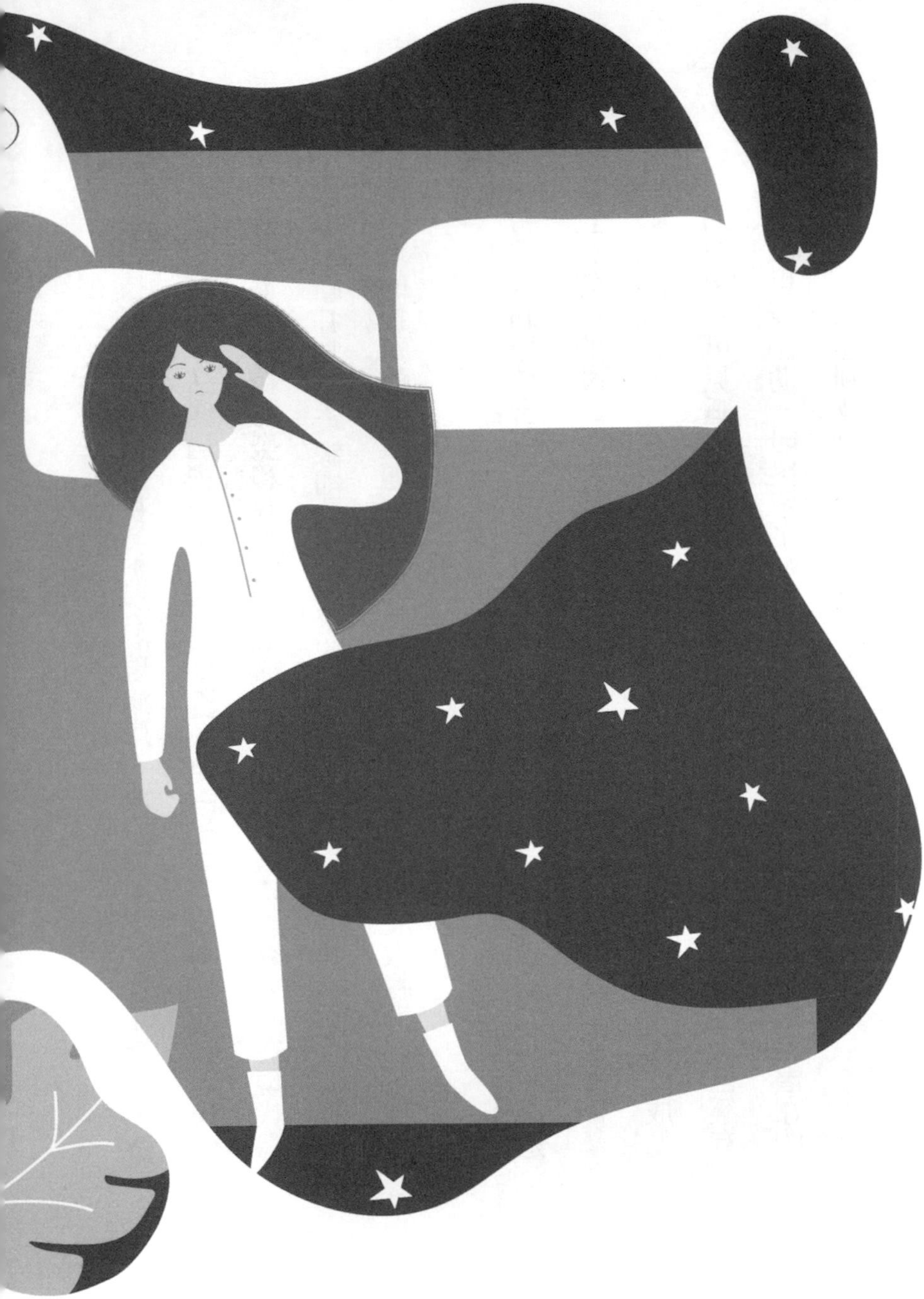

附錄

如何評估睡眠狀況？

艾普沃斯嗜睡量表（Epworth sleepiness Scale, ESS）

這是評估睡眠品質是否會影響白天嗜睡的量表。有八個題目，一般人都很容易作答，如果超過二十一分就是明顯的嗜睡，十八分以上則是輕度嗜睡。

匹茲堡睡眠品質指數（Pittsburgh sleep quality index, PSQI）[1]

調查受測者兩週內的睡眠習慣，並對受測者兩週內白天及夜晚的情況進行了解。

SF-36 健康量表問卷

此問卷的目的在探討受測者對自己健康的看法，也可藉此了解受測者的睡眠品質。

失眠檢測量表（Insomnia Screening Scale , ISS）[2]

這是筆者在臺大與輔大任教時與團隊成員，包括臺大土木系康仕仲教授、輔大臨心系葉在庭教授，基於國際標準所發展出來的量表。經由填寫這樣的量表可以了解自己是否失眠。

1 Buysse, Daniel J., et al. (1989). The Pittsburgh Sleep Quality Index: a new instrument for psychiatric practice and research. Psychiatry research, 28(2): 193–213.

2 版權所有：臺灣大學智慧生活科技整合與創新研究中心。

艾普沃斯嗜睡量表

請評估在下列幾種情況之下，您會打瞌睡（不只是感到疲勞而已）的程度如何？每種情況請選擇一個最符合您情況的答案。請依您最近幾個月來的生活情況回答，若有些情況您不曾做過，也請試著填上它們發生打瞌睡情形的可能性有多大。

情境	從未打瞌睡 0分	很少打瞌睡 1分	一半以上會打瞌睡 0分	幾乎都會打瞌睡 0分
坐著閱讀時				
看電視時				
在公眾場合安靜坐著時（例如電影院裡或開會中）				

坐著連續超過一小時（不含自己開車）				
在下午躺著休息時（當情況允許時）				
坐著與人交談時				
沒有喝酒的情況下，在午餐後安靜坐著時				
開車中，在車子停下來數分鐘時				

匹茲堡睡眠品質指數

一、最近兩週內，晚上大多是何時上床睡覺？______

二、最近兩週內，上床後需幾分鐘才能睡著？______

三、最近兩週內，早上大多是何時起床？______

四、最近兩週內，每晚實際睡幾個小時？______（可能和躺在床上的總時間不同）

以下問題，請選擇一個最適切的情況回答。請回答全部的問題。

五、最近兩週內，您因下列情況產生睡眠困擾的頻率為何？

1. 上床後三十分鐘內無法睡著

A：最近兩週內無此情形　B：每週少於一次

C：每週一至二次　D：每週三次或更多

2. 在半夜或凌晨醒來

A：最近兩週內無此情形　B：每週少於一次

C：每週一至二次　D：每週三次或更多

3. 需要起床上廁所

A：最近兩週內無此情形　B：每週少於一次

C：每週一至二次　D：每週三次或更多

4. 呼吸不順暢

A：最近兩週內無此情形　B：每週少於一次

C：每週一至二次　D：每週三次或更多

5. 咳嗽或大聲打呼

A：最近兩週內無此情形　B：每週少於一次

C：每週一至二次　D：每週三次或更多

6. 感到太冷

A：最近兩週內無此情形　B：每週少於一次

C：每週一至二次　D：每週三次或更多

7. 感到太熱

A：最近兩週內無此情形　B：每週少於一次

C：每週一至二次　D：每週三次或更多

8. 作惡夢

A：最近兩週內無此情形　B：每週少於一次

C：每週一至二次　D：每週三次或更多

9. 感到疼痛

A：最近兩週內無此情形　B：每週少於一次

C：每週一至二次　D：每週三次或更多

10. 產生睡眠困擾的其他情況？請描述：＿＿＿＿＿

A：最近兩週內無此情形　B：每週少於一次

C：每週一至二次　D：每週三次或更多

六、最近兩週內，整體而言您的睡眠品質：

A：非常好　B：好　C：差　D：非常差

七、最近兩週內，您多常使用藥物（無論是處方藥或自行購置）幫助入睡？

A：最近兩週內無此情形　B：每週少於一次

C：每週一至二次　D：每週三次或更多

八、最近兩週內，您多常會在開車、吃飯，或從事社交活動時感到無法維持清醒？

A：最近兩週內無此情形　B：每週少於一次

C：每週一至二次　D：每週三次或更多

九、最近兩週內，您是否受困於無法保持做事的熱忱？

A：無此困擾　B：只是稍微有此困擾

C：有此困擾　D：是個很大的困擾

十、您有無室友或有無伴侶同床？

A：皆無　B：有室友在其他房間（共用浴室）

C：有室友在同一房間，但不同床　D：有伴侶同床以下問題請依室友的告知或自覺最近這兩週內的睡眠情況進行評估：

一、大聲打呼

A：最近兩週內無此情形　B：每週少於一次

C：每週一至二次　D：每週三次或更多

二、睡著時有呼吸中斷（停止）的現象

A：最近兩週內無此情形　B：每週少於一次

C：每週一至二次　D：每週三次或更多

三、睡著時腿部抽動或突然抽搐

A：最近兩週內無此情形　B：每週少於一次

C：每週一至二次　D：每週三次或更多

四、睡覺中醒來或似醒時，呈現沒有方向感或意識不清情況

A：最近兩週內無此情形　B：每週少於一次

C：每週一至二次　D：每週三次或更多

五、其他睡覺時不安穩的情形，請描述：＿＿＿＿＿＿

A：最近兩週內無此情形　B：每週少於一次

C：每週一至二次　D：每週三次或更多

SF-36 健康量表問卷

1. 一般來說，您認為您目前的健康狀況是（請僅圈選一項答案）

極好的……1
很好……2
好……3
普通……4
不好……5

2. 和一年前比較，您認為您目前的健康狀況是？（請僅圈選一項答案）

比一年前好很多……1
比一年前好一些……2
和一年前差不多……3
比一年前差一些……4
比一年前差很多……5

3. 下面是一些您日常可能從事的活動，請問您目前健康狀況會不會限制您從事這些活動？如果會，到底限制有多少？（每行請僅圈選一項答案）

活動	會，受到很多限制	會，受到一些限制	不會，完全不受限制
a. 費力活動，例如跑步、提重物、參與劇烈運動	1	2	3
b. 中等程度活動，例如搬桌子、拖地板、打保齡球、或打太極拳	1	2	3
c. 提起或攜帶食品雜貨	1	2	3
d. 爬數層樓樓梯	1	2	3
e. 爬一層樓樓梯	1	2	3
f. 彎腰、跪下或蹲下	1	2	3
g. 走路超過 1 公里	1	2	3
h. 走過數個街口	1	2	3

i. 走過一個街口	1	2	3
j. 自己洗澡或穿衣	1	2	3

4. 在過去四個禮拜內，您是否曾因為身體健康問題，而在工作上或其他日常活動方面有下列任何的問題？（每行請僅圈選一項答案）

	是	否
a. 做工作或其他活動的時間減少	1	2
b. 完成的工作量比您想要完成的較少	1	2
c. 可以做的工作或其他活動的種類受到限制	1	2
d. 做工作或其他活動有困難（例如，須更吃力）	1	2

5. 在過去四個禮拜內，您是否曾因為情緒問題（例如，感覺沮喪或焦慮），而在工作上或其他日常活動方面有下列的問題？（每行請僅圈選一項答案）

	是	否
a. 做工作或其他活動的時間減少	1	2
b. 完成的工作量比您想要完成的較少	1	2
c. 做工作或其他活動時不如以往小心	1	2

6.在過去四個禮拜內，您的健康或情緒問題，對您與家人或朋友、鄰居、社團間的平常活動的妨礙程度如何？（請僅圈選一項答案）

完全沒有妨礙……1
有一點妨礙……2
中度妨礙……3
相當多妨礙……4
妨礙到極點……5

7.在過去四個禮拜內，您身體疼痛程度有多嚴重？（請僅圈選一項答案）

完全不痛……1
非常輕微的痛……2
輕微的痛……3
中度的痛……4
嚴重的痛……5
非常非常嚴重的痛……6

8.在過去四個禮拜內，身體疼痛對您的日常工作（包括上班及家務）妨礙程度如何？（請僅圈選一項答案）

完全沒有妨礙……1

有一點妨礙……………………2
中度妨礙………………………3
相當多妨礙……………………4
妨礙到極點……………………5

9. 下列各項問題是關於過去四個禮拜內您的感覺及您對周遭生活的感受，請針對每一問題選一最接近您感覺的答案。在過去四個禮拜中有多少時候……（每行請僅圈選一項答案）

	一直都是	大部分時間	經常	有時	很少	從不
a. 您覺得充滿活力？	1	2	3	4	5	6
b. 您是一個非常緊張的人？	1	2	3	4	5	6
c. 您覺得非常沮喪，沒有任何事情可以讓您高興起來？	1	2	3	4	5	6
d. 您覺得心情平靜？	1	2	3	4	5	6

e.您精力充沛？	1	2	3	4	5	6
f.您覺得悶悶不樂和憂鬱？	1	2	3	4	5	6
g.您覺得筋疲力竭？	1	2	3	4	5	6
h.您是一個快樂的人？	1	2	3	4	5	6
i.您覺得累？	1	2	3	4	5	6

10.在過去四個禮拜內，您的身體健康或情緒問題有多少時候會妨礙您的社交活動（如拜訪親友等）？（每行請僅圈選一項答案）

一直都會……………………1
大部分時間會………………2
有時候會……………………3
很少會………………………4
從不會………………………5

11. 下列各個陳述對您來說有多正確？（每行請僅圈選一項答案）

	完全正確	大部分正確	不知道	大部分不正確	完全不正確
a. 我好像比別人較容易生病	1	2	3	4	5
b. 和任何一個我認識的人來比，我和他們一樣健康	1	2	3	4	5
c. 我想我的健康會越來越壞	1	2	3	4	5
d. 我的健康狀況好得很	1	2	3	4	5

失眠檢測量表

一、失眠症狀

〔作答說明〕請評量最近半年內下列睡眠狀況的發生頻率及其嚴重程度。	嚴重程度：非常不嚴重	很不嚴重	普通	很嚴重	非常嚴重
1. 難以入睡	1	2	3	4	5
2. 睡眠品質不佳	1	2	3	4	5
3. 睡眠持續時間不足	1	2	3	4	5
4. 我晚上總是睡睡醒醒的，無法維持較長時間的睡眠	1	2	3	4	5
5. 我的總睡眠時間不足	1	2	3	4	5
6. 我躺在床上很久，但是卻不能獲得足夠的睡眠	1	2	3	4	5
7. 睡不好	1	2	3	4	5
8. 我對於自己的睡眠狀況感到困擾	1	2	3	4	5
9. 半夜醒來且難以再入睡	1	2	3	4	5
10. 躺床之後，需要花很久的時間才能睡著	1	2	3	4	5

二、日間功能

	嚴重程度				
[作答說明] 請評量最近半年內因為您夜晚的睡眠狀況導致隔天下列症狀的發生頻率及其嚴重程度 我因為晚上睡眠狀況不佳，而……	非常不嚴重	很不嚴重	普通	很嚴重	非常嚴重
1.白天處理事務效率不佳	1	2	3	4	5
2.注意力、專注力或記憶力下降	1	2	3	4	5
3.醒來時仍感到疲倦	1	2	3	4	5
4.白天感覺到疲乏	1	2	3	4	5
5.感覺活力下降	1	2	3	4	5
6.工作（或學業）表現變差	1	2	3	4	5
7.在工作或學習中，難以聚精會神	1	2	3	4	5

三、睡眠機會

[作答說明] 請評估最近半年內，下列敘述句的發生頻率（如題目描述不符合您的狀況時，請選擇從來沒有）	嚴重程度				
	從來沒有	很少如此	偶爾如此	經常如此	總是如此
1. 我在固定的時間點上床睡覺*	1	2	3	4	5
2. 我的生活型態允許我得到充足的睡眠時間*	1	2	3	4	5
3. 按照我的生活作息，我可以有充分的時間睡眠*	1	2	3	4	5
4. 因為工作的關係，我需要在不同時間點上床睡覺	1	2	3	4	5

四、睡眠環境

[作答說明] 請評估最近半年內，下列敘述句的發生頻率（如題目描述不符合您的狀況時，請選擇從來沒有）	嚴重程度				
	從來沒有	很少如此	偶爾如此	經常如此	總是如此

1. 我臥房的燈光能讓我在夜間舒適的入睡＊	1	2	3	4	5
2. 臥房內的空氣流通程度影響睡眠	1	2	3	4	5
3. 臥房內的溼度影響睡眠	1	2	3	4	5
4. 寢具（包含床墊、枕頭及棉被等）不舒適干擾睡眠	1	2	3	4	5
5. 睡眠受到噪音的影響	1	2	3	4	5

［計分方式］

題目後有＊記號為反向題

一、睡眠機會總分＿＿＋睡眠環境總分＿＿＝＿＿

（第一部分大於27分，則進入第二階段評分；小於27分，則無失眠症狀）

二、失眠症狀總分＿＿＋日間功能總分＿＿＝＿＿

三、第一部分＋第二部分＝＿＿

（若超過42分，則有失眠）

7 記錄我的睡眠日誌

睡眠日誌範例

若您覺得有睡眠問題困擾時，填寫以下這份「睡眠日誌」可以讓您更了解自己的生活作息及發生睡眠障礙可能的原因，也可以讓醫療團隊更了解您的睡眠情況。每天分三時段填寫，包括早上起床後、午睡後、晚上睡前三十分鐘，請按照實際狀態每天填寫，填寫至少一個禮拜。

每日睡醒後立即填寫	
是否使用任何幫助睡眠的物質？量多少？	牛奶500cc
上床睡覺時間？	23:00
多久入睡？	10分鐘
中間醒來幾次？原因？	2次，上廁所
起床時間？	6:00

總計睡眠時間？	7小時
睡眠品質？	3
醒來時的覺醒程度？	3

午睡或其他小睡時間於醒後五分鐘內填寫

正午時精神如何？	2
是否有午睡？睡多久？	13:00，30 分鐘
下午的覺醒程度？	4

晚上睡前三十分鐘填寫

今天是否有運動？時刻？多久？	下午 3 點打網球 1 小時
今日是否食用刺激物（菸、酒、檳榔、咖啡、茶、可可、可樂……）	晚上 7:30 威士忌 150cc

今日是否服用藥品?量?	22:30 安眠藥 1 顆
睡覺前的覺醒程度?	3

備註：

- 睡眠品質評估：1：非常差；2：不好；3：還可以；4：很好；5：非常好
- 覺醒程度評估：1：非常想睡；2：頭昏、有點想睡；3：不想睡但不是很清醒；4：清醒著；5：非常清醒、有活力

我的睡眠日誌

第一週（日期）	每日睡醒後立即填寫	是否使用任何幫助睡眠的物質？量多少？	上床睡覺時間？	多久入睡？	中間醒來幾次？原因？

起床時間？	總計睡眠時間？	睡眠品質？	醒來時的覺醒程度？	午睡或其他小睡時間於醒後五分鐘內填寫	正午時精神如何？	是否有午睡？睡多久？

下午的覺醒程度？	晚上睡前三十分鐘填寫	今天是否有運動？時刻？多久？	今日是否食用刺激物（菸、酒、檳榔、咖啡、茶、可可、可樂……）	今日是否服用藥品？量？	睡覺前的覺醒程度？

我的睡眠日誌

第二週（日期）	每日睡醒後立即填寫	是否使用任何幫助睡眠的物質？量多少？	上床睡覺時間？	多久入睡？	中間醒來幾次？原因？

起床時間？	總計睡眠時間？	睡眠品質？	醒來時的覺醒程度？	午睡或其他小睡時間於醒後五分鐘內填寫	正午時精神如何？	是否有午睡？睡多久？

下午的覺醒程度？	晚上睡前三十分鐘填寫	今天是否有運動？時刻？多久？	今日是否食用刺激物（菸、酒、檳榔、咖啡、茶、可可、可樂……）	今日是否服用藥品？量？	睡覺前的覺醒程度？

我的睡眠日誌

第三週（日期）	每日睡醒後立即填寫	是否使用任何幫助睡眠的物質？量多少？	上床睡覺時間？	多久入睡？	中間醒來幾次？原因？

起床時間？	總計睡眠時間？	睡眠品質？	醒來時的覺醒程度？	午睡或其他小睡時間於醒後五分鐘內填寫	正午時精神如何？	是否有午睡？睡多久？

下午的覺醒程度？	晚上睡前三十分鐘填寫	今天是否有運動？時刻？多久？	今日是否食用刺激物（菸、酒、檳榔、咖啡、茶、可可、可樂……）	今日是否服用藥品？量？	睡覺前的覺醒程度？